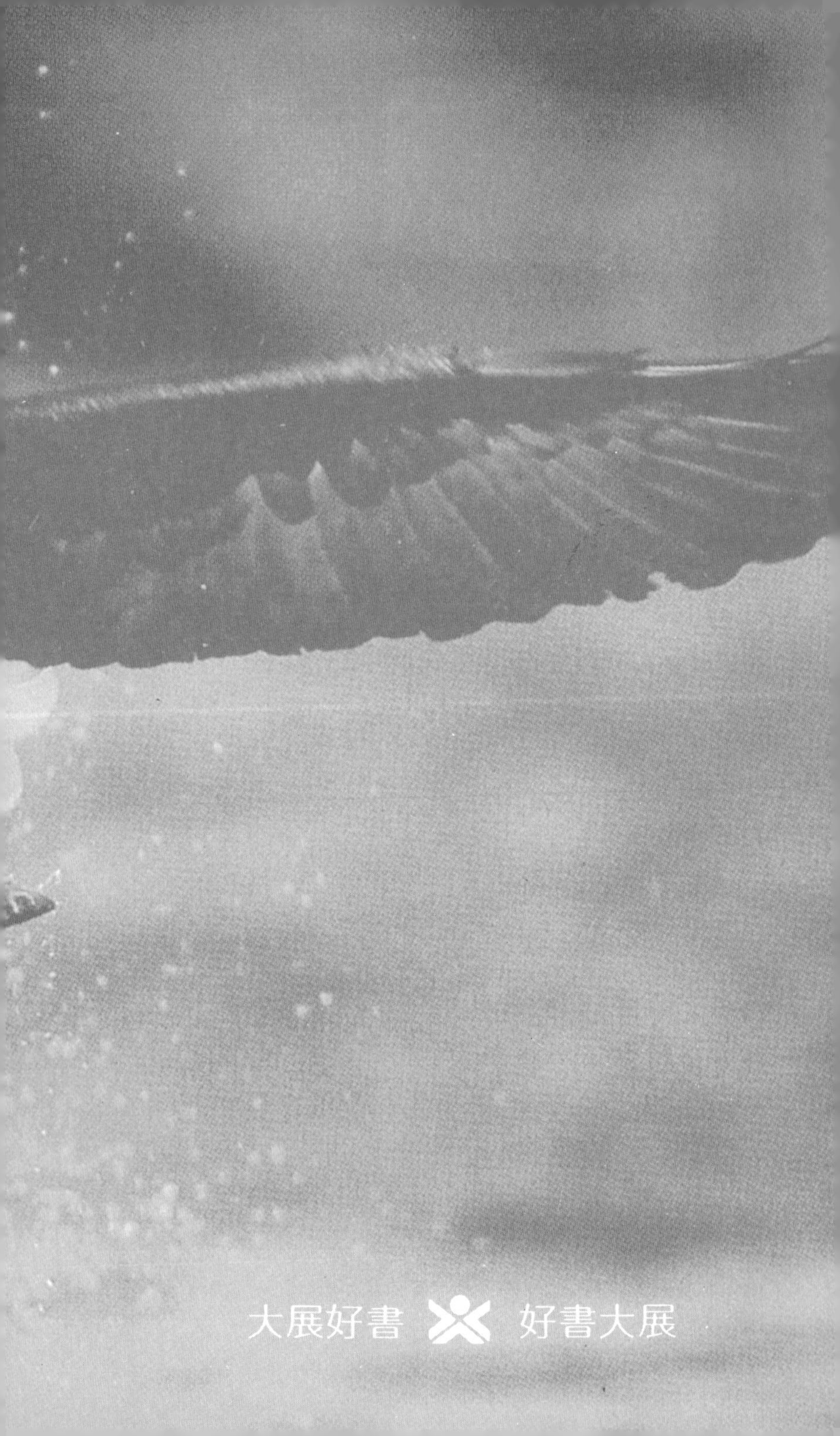
大展好書 好書大展

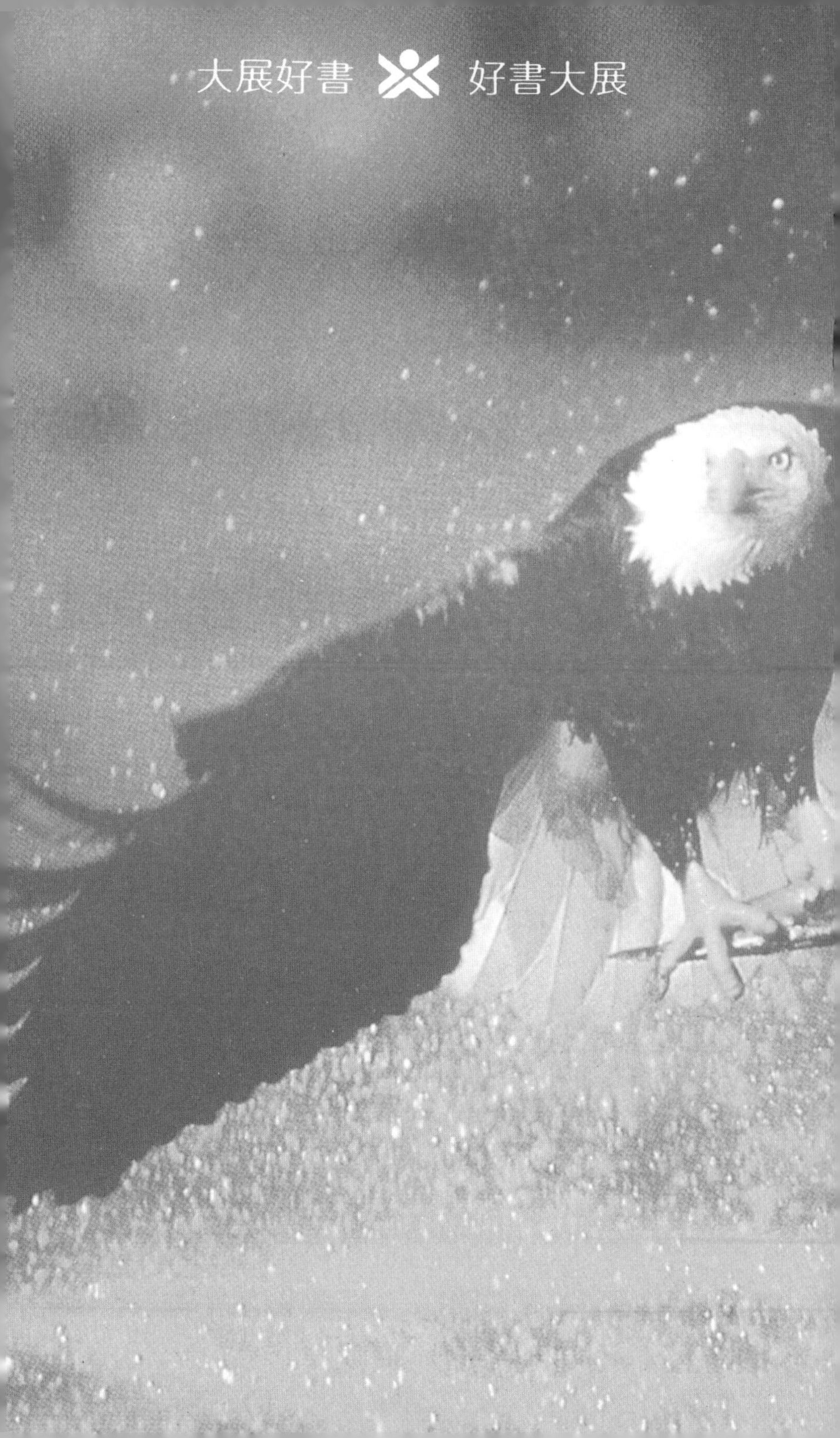
大展好書 好書大展

身體節律與健康

林博史／著
陳蒼杰／譯

80
健康天地

目　錄

1 支配生命的活體節律之謎

2 就寢時間規律才可維持深度睡眠

3 找到自己的節律使人生更美好

4 掌握疾病的「時刻表」而預防疾病

1 支配生命的活體節律之謎

一切的生物都具有活體節律

血壓在凌晨三點時最低

生物的一切都具有節律

一九九四年九月，有一位日本女性太空人飛向宇宙。太空梭內進行著鱂魚、蠑螈和金魚的受精產卵實驗，並且透過太空傳送，逐一傳入地球，可是，爲什麼要在太空中進行這樣的實驗呢？

在未來的一百年或二百年後，人類必須在太空站中生活的時代，或許就要來臨了。若要在超越地球時間的宇宙空間中生活，我們就必須適應宇宙時間。在宇宙之中，有時候二十四小時內會經歷十次以上的日出日落。

太空中的鱂魚實驗，是爲了解開包含人類在內的生物，在宇宙未知的「時空間」中，究竟會受到何種影響的重要實驗。

我們一天二十四小時，都活在地球物理性的時間框架之中，一般而言，都過著早上七點起床，晚上十一點就寢的生活節律。

這種二十四小時的節律，可能比我們所能想像的，對生命有更大的影響。而且，這種節律不是由日常生活所造成，而是我們的身體天生具備的。

其實地球的一切生物，體內都具有節律，而且憑藉著此種「活體節律」而生存著。一般日常生活之中，我們未必能夠體會到此種節律。但是運動後或興奮時，脈搏及呼吸的加速，會使我們意識到此種節律，而熬夜等身體失調或生病的時侯，也會意識到「節律」的偏差。

換言之，我們多半在承受壓力或身體有種種不適之時，才感覺到活體節律的存在。但不論我們是否意識到，節律都依一定的規律運轉著。那麼，此種「活體節律」又與我們的生活或是健康以及生命有何種影響呢？

何謂活體節律

義大利一位科學家桑克特留斯，在十七世紀中葉時曾做了一個大秤，在三十年中，每天都坐在秤上進食（圖1）。並很仔細的記錄體重以及其他變化，結果發現體重以每三十天爲一週期產生變動。之後，具有慧眼的生物學家，發現了日夜及季節的週期變化，在進化的過程中，封印了一切生物節律的足跡。所有的生物，都曾就節律的問題而被觀察過。蜜蜂、松鼠、蝙蝠、候鳥、鮭魚、鱒魚、磯蟹等，也都各自擁有其固有的節律，令人不由得感覺到生命神秘的無限深度及廣度。

另外，十八世紀的瑞典生物學家卡爾·林奈，也發現花朵的開閉時間是有規律的，根據他的觀察，花朵以三十分鐘之內的誤差，準確的知道時間，這就是林奈的花時鐘。這種生物具週期性的活動，就是生物節律，對人類來說，也就是活體節律。

我們在醫院測量血壓時，若顯示出「收縮壓一五〇，舒張壓九〇」的數值，就會被宣告爲高血壓。

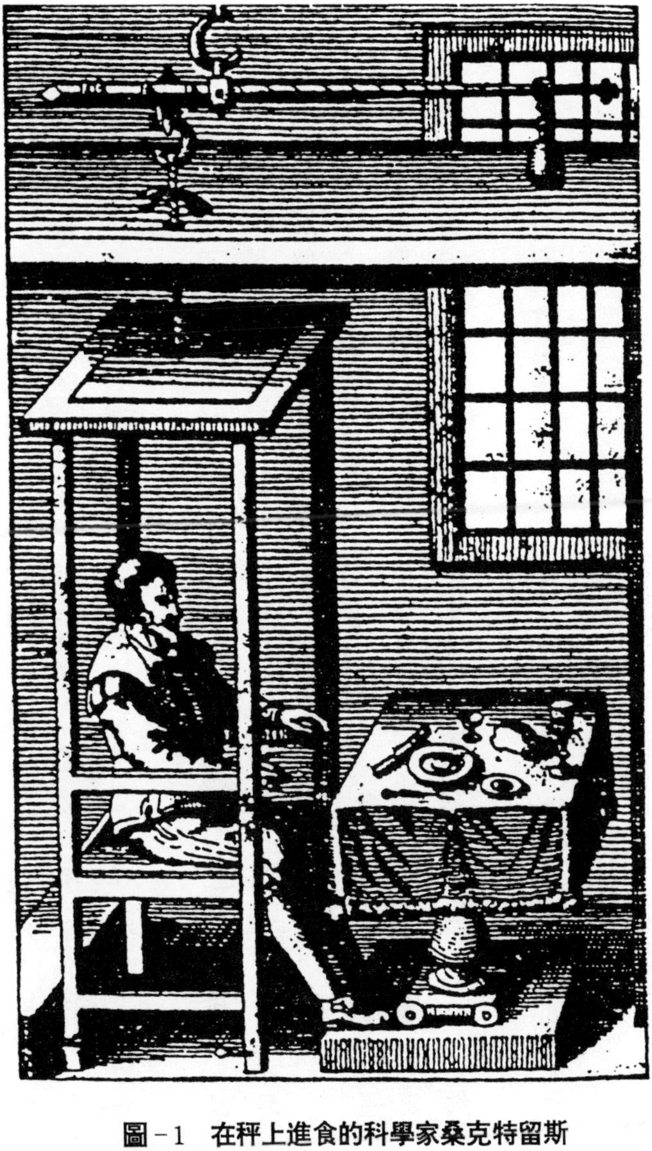

圖－1　在秤上進食的科學家桑克特留斯

圖－2所示，是以攜帶式二十四小時血壓測定器，調查輕症高血壓者一日間的血壓變化。由圖中我們可以知道，血壓並不是一整天都顯示著一定的值。會因時間的不同，或是壓力等其他因素而會有相當大幅度的變化，最高值與最低值差距約在九○（單位是厘米水銀柱・mmHg）左右。

而我們也以五百名以上健康者爲對象，以年齡別調查其一日平均的血壓變化（圖－3）。一般而言，健康者可以有雙峰駱駝型的美麗變化曲線，並且在每日二十四小時之中，以大致相同的時間重複著，這也是我們所具備的節律之一。

最近，由於電子學與電腦之飛躍性進步，使我們能有更多的機會長時間持續測定生體機能，也愈來愈發現生物以二十四小時節律生活著。不只是血壓、體溫、荷爾蒙的分泌以及中樞神經的活動等，身體的一切機能，都分別有活動旺盛及較弱的時間，並以一定的時間進行著。

形成我們身體的無數細胞，其分裂的高峰時間是一定的，而各臟器別的時間也大致一定。熬夜或生活不規則，會導致皮膚粗糙的理由，便在於此。

皮膚細胞的分裂，以凌晨零時至四時最爲活潑。在這段期間之內，還會分泌成長荷爾

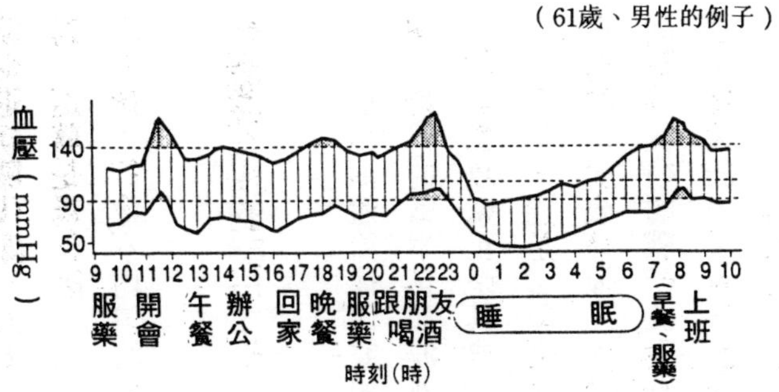

圖－2　血壓的24小時變化

（會議、喝酒、睡眠的血壓變動）

開會、回家、和朋友喝酒，以及早上起床準備上班，都會使血壓上升。睡眠時血壓急速下降至90mmHg以下。此因降壓劑之服用（19點）及睡眠的影響。

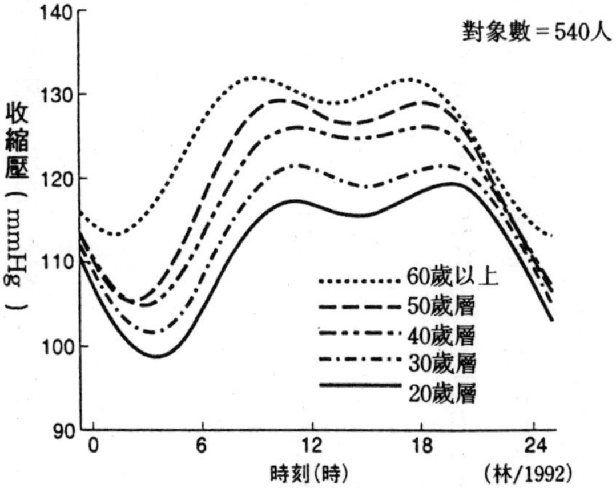

圖－3　健康者之年齡別血壓變動

一天的血壓變動中，以凌晨3點時最低，早上11點30分和下午6點為兩個高峰期，如美麗的雙峰駱駝的形狀。年齡愈高，血壓的數值愈高，但節律的形狀不變。

蒙促進新陳代謝。如果這段時間中不睡，荷爾蒙分泌的節律失調，就不能順利的進行代謝。這就是爲什麼早上起床化妝時，在新鮮的細胞上抹粉可以塗得很均勻，在乾燥的舊細胞上抹，卻塗不均勻的理由。

生體節律的醫學應用

這種活體節律研究的進行，在美國特別進步。其理由之一是活體節律與軍事間的關係。現代的戰爭正如波斯灣戰爭所展現的，是使用高科技現代武器的戰爭。使用戰鬥機進行的定點攻擊正是其典型。

可是，還是必須借助人類的大腦及判斷力來控制，若是使用者判斷力不正確，不論多精巧的電腦或飛彈，也無法正確擊中相距幾千里外的敵方陣地。一架價值數十億，搭載著高科技技術的戰鬥機與飛彈，是不能隨便浪費的。所以，自認爲世界警察的美國，便投注了相當大的力量在活體節律的研究上。

因此，最大的主題，是如何將人類的綜合能力發揮至極致，以得到正確的判斷力和高度的智慧及體力，還有敏銳的視覺及聽覺。爲了達成這個目的，用學問的角度切入「活體節律」的觀點以進行研究，就是所謂的時間生物學（Chronobiology）。

這項學問是解開生物生命的神秘之謎的基本範疇。現在的美國，已經將這個部門的研究，指定爲所有科學領域之中，最重要的項目之一，並投入了大量的預算。將活體節律的研究成果使用於軍事目的，固然是危險的一件事，但是，對於我們的日常生活，尤其是可預見之太空時代的未來生活，其意義是十分深遠的。

其中一項便是活體節律在醫學上的應用。這一點將容後詳述，不考慮活體節律的疾病診斷及治療，有時候是非常危險的。單從血壓來看就知道，測定時間的不同，就會有很大的差距。但在過去，卻將測定的時間完全加以忽略。

例如一五〇的血壓值，若是上午十一時測定的，那麼問題並不嚴重，若時間爲下午十一時，那就是明顯的高血壓症。不只測量的時間，若不能整體的掌握血壓節律的一日模式，不可能有正確的診斷。

據說，過去所發現的身體機能之活體節律，在已知的領域範圍內，關於人類的就有三百種以上。這些節律間的相互協調，才使我們順利的生活下去。

這就好比管弦樂團的演奏，訓練有素的管弦樂團，可以演出美妙的和聲。小提琴奏出主旋律後，隔幾拍後，是法國號的協奏，管弦樂就是許多旋律的絕妙時間差所構成。有了絕妙的差距，才構成了美妙的和聲。人體也是一樣，許多活體節律的絕妙時間差的平衡，才有和諧的產生。

過去的醫學，就好比只重視管弦樂團中每一種樂器的高低音的問題。例如肝功能惡化數值變大，或是發高燒、血壓上升，只把各時段別的數值水平高低視爲問題。而活體節律的考慮就不同了。數值水平固然重要，但更重視是否有正確的節律，是否有和諧的和聲。

活體的節律若能演奏出優美的和聲，即可過著舒爽而有充實感的生活，而在不協調的情況下，身體和精神都會受到扭曲。

活體節律的發現，從根本上顛覆了醫學的常識，形成一個重新思考醫療的劃時代契機。但是，其重要性的被認識時日尚淺，因此，仍不爲一般人所知。

不過，隨著研究的進展，毫無疑問的，不只在我們的日常生活與醫療現場，也必然在體育、企業、政治、經濟、外交等各個領域之中，帶來極大的革新。由此可知，活體節律與我們的關係是極爲密切的。

從阿米巴到含羞草

形成節律之生理時鐘的神秘

我們的身體存在著一個精密的時鐘

前面已經說過，我們身體所產生的節律，對於我們身體的狀態和日常生活有很大的影響，但是節律又是如何產生的呢？我們最能確實意識節律異常的是「時差遲鈍」。

有不少人都因爲時差遲鈍的關係，在觀光巴士裡睡大覺，而導致觀光旅行白白浪費。若只是觀光旅行還好，若是去進行商業或外交的話，那可就不只是一個笑話了。

下面要介紹一個因爲時差遲鈍而致使外交上慘敗的著名實例。

在美國前總統艾森豪時擔任國務卿工作的D先生，曾爲了與埃及政府簽定有關亞斯文水壩的協定而飛往開羅。可是D先生和其隨員卻因時差遲鈍的困擾，而導致大腦不靈活，使談判進行極不順利。

結果，埃及並沒有和美國，反而與蘇聯簽定了協定，使日後世界的勢力地圖有了大幅的轉變。這次的政治談判失敗之後，D先生自己坦誠了真相。所以，千萬別小看了時差遲鈍的問題，也許會因而導致世界情勢的轉變。

那麼，又爲什麼會有時差遲鈍的產生呢？簡單的説，就是我們體內的「時鐘」所呈現之「活體節律」的協調，因爲時差的緣故而出現了混亂。

我們的身體內有一個時鐘？許多人聽了，可能會驚訝的這樣反問，但是，這可不只是一種比喻而已。而是名符其實的，在我們的體內，藏著一個比數據或石英錶毫不遜色的精巧時鐘。這個時鐘在我們體內刻劃著規律的生命節奏。

但是，當我們乘著時速一萬公里，接近音速的噴射客機飛越地球時，體內的時間是日本時間上午八點，而目的地卻是午後三點。若是沒有將這種時差修正回來，就會發生時差遲鈍。

手錶可以隨著地球經度每移動十五度而加快或減慢一小時地進行修正，但是我們體內時鐘的「發條」，卻没有辦法如此簡單的進行調整。

從含羞草中所發現之活體的生理機構

我們體內的時鐘被稱爲「活體時鐘」，或是「體內時鐘」、「生物時鐘」。這個活體時鐘會產生活體節律，控制我們的行動與感情，並調整身體的機能，保持和諧狀況。

不只人類，狗、老鼠，甚至是鳥、魚、蚊子都有活體時鐘及活體節律存在。不只動物、植物、黴、細菌，甚至阿米巴原蟲等單細胞生物都有生物時鐘，而產生各種節律。

不過，這種生體時鐘的被發現，時間並不算久，才不過二十年左右而已。過去只知道生物的體內可能存在著這樣一個機構，但長久以來，這個機構究竟存在於那一部位，又具有何種結構，卻一直是個謎。

被認爲存在有生物時鐘的是「含羞草」，這種花一到夏天，就會開出與合歡木的花朵相似，淡粉紅色的花，若用手指觸摸葉子，葉片會立刻闔上，不久後才再度開放。

含羞草在早上時會把葉子張開，入夜後又睡眠般的將葉子闔上，進行「就眠運動」。本來以爲這是因光而產生的反應。但根據歐洲學者坎德列在一八三二年所進行之詳細觀察的結果，即使把含羞草放在完全黑暗的恒常環境下，它每天也在大致相同時間內重複此項運動。

而依據這項事實進行研究，證明含羞草内有生物時鐘存在的，則是一九一五年的培法。至於動物腦中亦有生物時鐘存在的假設，則由李希特等多位學者不斷的進行詳細研究，到了一九七二年，美國的兩個研究小組，幾乎同時發表哺乳類生物時鐘的存在。

他們證明在視丘下部的視交叉上核（ＳＣＮ）不滿〇·五厘米的直徑上，有左右一對具高度分化機能的卵型細胞，也就是生理時鐘的中樞部位，以摩爾爲中心的小組所進行的觀察結果是，若ＳＣＮ受到破壞，則副腎皮質荷爾蒙的分泌將完全消失。另外，以祖克爲中心的小組，則是同樣的觀察ＳＣＮ受破壞後，老鼠的一日行動節律，結果發現節律完全消失了。在日本，井深、川村等人也進行了老鼠的ＳＣＮ破壞實驗。並在破壞前後長時間記錄腦波，結果發現睡眠的量没有改變，但節律消失了。

也因此才發現視交叉上核有生理時鐘存在，之後，又針對視交叉上核是否真爲生理時鐘之中樞，在日本進行了值得向世界誇耀的實驗。舉例來說，一九七九年，井上、川村將視交叉上核與大腦其他部位切離之後的「島狀」體插上電極，以觀察其電氣活動。結果發現SCN之電氣活動爲①每天的時間固定，②完全與其他腦波的狀態分開獨立，此外，③在晝夜無法區別的恒常條件下，仍呈現一定的週期性。

在這些實驗的累積之下，證明了哺乳類的視交叉上核存在著生理時鐘。後來，澤木在一九八四年又發現SCN的破壞會使概日性節律消失，若再移植其他的SCN，則節律又會恢復，因此更證明其計時的功能。

我們研究室中的佐野，用高周波破壞了老鼠的視交叉上核，並以無線裝置的記錄確認，血壓、脈搏的節律完全消失。而且證明了失去此種節律的老鼠，若長期投與安非他命等興奮劑，則節律又會回復。這一點，本間也曾提出過，並以解開活體節律之謎重要關鍵而引人矚目。

生理時鐘為何存在於視交叉上核

至於生理時鐘的中樞又存在於視交叉上核的哪一部位呢。所謂的視交叉上核，指的是將進入視網膜的情報向腦部連絡左右視神經相互交叉的部份（圖—4）。隨著研究的進展，也確認了哺乳類之外的動物，例如鳥、昆蟲及軟體動物等，其生理時鐘亦與眼睛或視神經有密切的關係。

究竟原因是什麼呢？或許必須回溯到四五億年前地球因大爆炸而誕生的時候，當時的地球還是氣態的混沌狀態。生命體的出現，大約是三十億年前的事。那是一種與阿米巴原蟲相似的單細胞生物。後來因進化而誕生的一切生命體，爲了維持生命及繁衍，必須使自己的生活適應地球的自轉。

根據推測，當時地球的自轉速度很快，數億年之後才逐漸緩慢下來，五億年前的地球，大約以二十一小時的時間自轉一週。在空氣稀薄而又受宇宙輻射刺激的情況下，生命體爲了能夠活下去，不能不順應地球的節律性。也可以說在有各種不同之節律的生命體中，因爲此種嚴酷的狀況，致使只有適合地球節律的生命才能夠生存下來。

但不論如何，在所有的刺激之中，最爲强烈、最能影響生命的是光。在白晝的强光與夜間黑闇不斷重複下，阿米巴原蟲類的單細胞生物，只有與光同步才能生存下去，最後，終於配合光的週期而展開進化。

由於此種强烈刺激的光是形成節律的基本要因，而單細胞生物及其準具生物的每一個

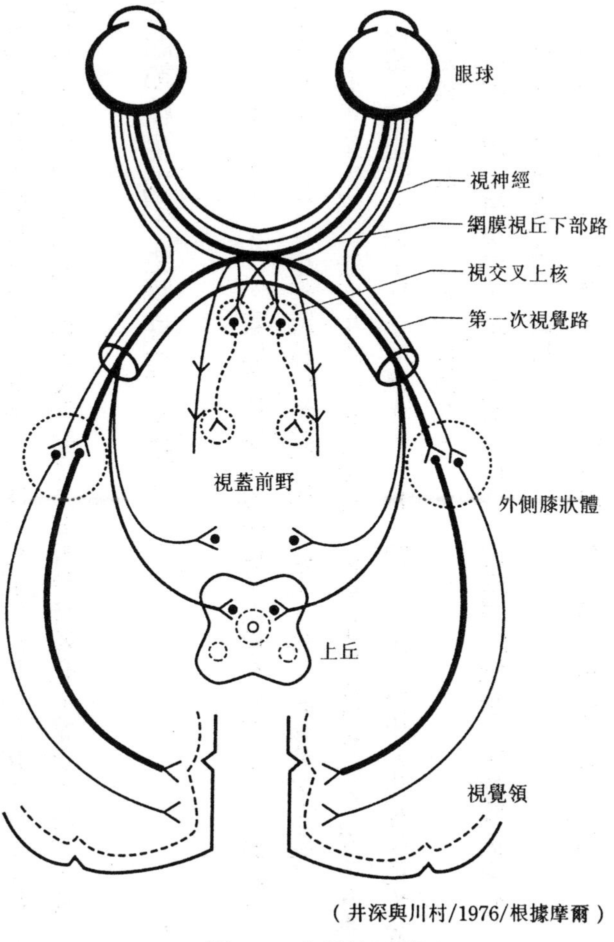

（井深與川村/1976/根據摩爾）

圖－4　老鼠的視覺路

從網膜長出的視神經，在視交叉上核結束，分爲網膜視丘下部路和第一次視覺路，若是切斷前者，則明暗週期將會消失。

細胞都具有感光的機構（光接受器），隨著機能的進化與分化，產生了接受光的眼部，由此又發生了與傳達刺激之視神經有關之重要部位特殊化的情況，終於形成了生理時鐘。

活體節律失調，生物便無法生存

在二十～三十年前，我們仍然無法證明包括人類在內的生物，體內有一部計時裝置並形成了節律。爲什麼生理時鐘與活體節律的發現，會延宕如此之久呢？

十九世紀以降，法國生理學家貝爾南「內部環境定常性」的思考及本世紀中開農的「內環境穩定」（恒常性）的概念，一直長期的支配著醫學及生理學的世界。因此，生理機能變動的想法，完全無法被接受。

所謂的內環境穩定，是一種認爲活體之內部環境維持一定的狀態與條件，是維持生命繁衍種族之必要條件之一的概念。

舉例來說，我們的體溫，不論酷暑或寒冬，都必然維持著一定的溫度。即使外界條件有了變化，體內環境穩定的作用也會使我們的內部維持一定的狀態。

而活體節律則認爲生體機能以一定的節律週期性的變動著，可以說與內環境穩定的概念產生了正面衝突。因此，生物的節律很久以前就已被推測，而研究卻一直遲遲不能進展。

可是，等生理時鐘被發現之後，已經了解生物的身體機能確實有節律存在。而且，正如以下所說的，對於生命的維持及種族繁衍有極爲重要的作用。

當然，活體節律的發現，並不代表否定了內環境穩定。要維持生命，就必須以一定的幅度進行變化的節律。從這個角度來看，內環境穩定與活體節律非但不是對立的，而且以相當巧妙的結合形成了我們的生命。

鯊魚爲了能夠以最快的速度捕獲獵物，最大限度的減少水的阻抗，因而形成了美麗的流線型體型；刺蝟的全身都長滿了尖刺以保護自己，包括人類在內的所有生物，都備有適應環境的「空間結構」。換言之，具備了生命的維持及繁榮最有利的型態，並產生了高度的機能。

除此之外，更發現了生物具有獨特的「時間結構」。這種配合生理時鐘所產生的節律，絕對不是沒有意義的。不但如此，若是忽視了時間結構，生命的維持與種族保存亦不可得。和空間結構一樣，生物爲了生存下去，以最有利的形式經營著節律。說得更簡單一點，一切的生物，以最巧妙的方式，棲息在有限地球環境的「時空」中。

生物的體內時鐘約以二十四小時為週期

何謂概日性節律

在各種節律中，所有生物都具備二十四小時之週期

不論動物、植物，所有的生物都具有規則的節律，但是，這種節律又是怎樣的一種週期呢？

在已被觀察到的部份中，以秒爲單位的，心臟的跳動、呼吸及腦波；以分爲單位的，則是植物葉片發芽的振動；以小時爲單位的，則是人類的睡眠週期（九十分鐘）。此外，

大腦的神經細胞，其神經元的速度，則以千分之一秒爲單位而刻畫節律。至於女性的月經，以月的節律造訪；動物冬眠及鳥類的遷徙，則是以年爲週期的節律。

像這樣，各種節律在體內運行著，而地球上的一切生物，也都有一個共通而普遍的節律存在。那就是以一日爲節律的週期，也就是二十四小時的節律。一般而言，我們早上會醒來，然後白天活動，夜晚就寢。

因此，我們是以二十四小時的週期每天生活著。而且體溫、血壓、荷爾蒙的分泌及神經活動等的人體機能，也都以二十四小時週期活動著。

這種二十四小時的節律稱之爲概日性節律（circadian rhythm）。circa在拉丁文中的意思是「約」，而（dian）則是「一日」，所以，circadian rhythm就是「約一日之週期」的意思。這是一九五九年由美國明尼蘇達大學生物節律學家哈巴克所命名。

不同的生物週期亦有不同的名稱，比二十四小時短的是週期爲超日性節律（Ultra dian rythm），包括秒、分單位的週期，以及與十二小時之潮汐漲退有關之潮汐節律。比二十四小時長的週期則爲過日性節律，一週間的爲概週性節律，以兩週爲一單位的爲半月周節律，一個月的週期爲概月性節律，一年的週期則爲概年節律。

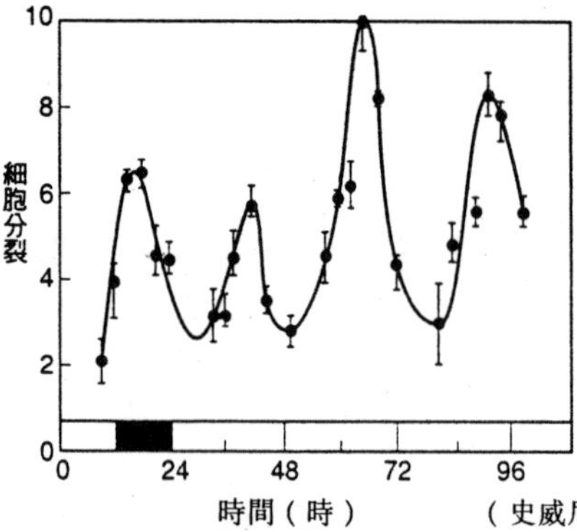

（史威尼/1989）

圖－5　原核生物（藍色細菌）之細胞分裂頻率的概日性節律

細菌的細胞分裂爲 LD12：12時之暗期（D）較爲興盛（圖中塗黑的時間）。若是 LL12：12（只有明期）連續時，也會有概日性節律。

擁有二十四小時節律的地球生物，在一日中的各種時間帶內找出獨自的生存時間，謳歌自己的生命。

例如，老鼠等夜行動物便趁著較強的動物睡眠的夜晚時間開始活動，找食物和繁殖。而海邊的生物等則隨著潮汐的高低而生活，在最方便的時候找愛吃的食物、交配和產卵。

不論動物或植物，都在高山、地下、洞窟、海底等，適應著地球的各種空間而生息著。同樣的，所有的生物，也在有限的時間之中，利用最有利的時間當作活動的「時機」，以促進繁榮。換句話說，一切的生命，不只掌握了地球有限世界的空間性，也包含了時間性。

可以說最大限度的利用了「天時」與「地

利」。人類也不例外，巧妙的掌握著時間與空間。但是，隨著近來科學的進步，使得人類所能適應的空間與時間，和美索不達米亞文明、印度文明相較擴大了許多。

但不論如何，想在地球上找出沒有擁有二十四小時週期之概日性節律的生物，是一件很困難的事。不只擁有細胞核之真核生物，連棲息海洋中之藍色細胞等無核之原核細胞，也可透過細胞分裂及光合作用證明其概日性節律（圖—5）。偶爾也會發現因突變而不具二十四小時節律的生物，但那反而是了解概日性節律之計時機構，最好的研究對象。

那麼，爲什麼一切的生物，都被二十四小時的節律所支配呢？

要適應地球的環境就必須擁有二十四小時的節律

答案就在地球的自轉週期。前面也説過，在長久的進化過程之中，生物使自己體內的節律，配合因地球自轉週期而產生之光、溫度等地球環境的節律。在地球誕生生命體的三十～三十五億年的太古時代，生物必須在比現在更爲嚴酷的環境變化中重複幾億年，或許因此將對應環境變化的節律，銘印在生物體內。

地球環境中變化最爲劇烈的是，因地球自轉而產生之約二十四小時的晝夜節律。因而推測所有的生物，都具有二十四小時的概日性節律。

爲了證實概日性節律是爲了對應地球的環境變化—尤其是自轉週期——所形成，故將概日性週期設定爲二十四小時加減四小時的幅度。

也就是說其週期是二十小時至二十八小時。

地球自轉的速度，從地球誕生以來，一直逐漸減緩。原因是月球引力產生之潮汐的作用，對地球產生了制動。

據說，在五億年前，地球以二十一小時的時間自轉一次，這一點，是從珊瑚化石的研究中得到確認的。現在，則可能以一億年二十分鐘的速度漸漸減緩，所以，十二億年之後自轉一週的速度則爲二十八小時。因此，概日性節律才會有加減四小時的幅度，可能就是爲了適應長久地球自轉節律而產生的大自然偉大節律。

熱帶地區與兩極地區的壽命是否不同

——活體節律的三項特徵——

活體節律會因光和習慣進行微調——活體節律的同步性

雖然一切生物都具有二十四小時的節律，但根據實驗觀察的結果，人類的概日性節律大約是二十五小時爲一週期。與二十四小時的一日時間約有一小時的差距。以一天的時間來思考，一小時的差距並不是很大，但是，三個星期就有二十四小時的差距產生，一年有三六五個小時，換言之，就有十五日的差距。

但是，我們每天還是在大約相同的時間餓肚子，相同的時間睡眠。而血壓及各種荷爾蒙的分泌，也在每天大致相同的時間內產生生命現象，並形成一日的節律。既然有一小時的差距，又爲何可使生活維持相同的節律呢？這是因爲我們體內的生理時鐘會自動將每日一小時的差距進行調整。稱之爲「活體節律的同步性」，這是活體節律的特徵之一。

但是，又是如何調整位相的差距呢？使節律同步的要素稱之爲同步因子，可大別爲三。對動物而言，最强的因子，是光或溫度的同步。當視網膜的神經細胞一抓住早上陽光，體內的時鐘立刻被修正。所以，若是活體節律因某種原因脫離同步時，强光的照射是使節律恢復正常的重要因素。

光雖然是生理時鐘與環境節律同步的强力因子，但是，同步的完成有時需要二～三日至一週的時間。這也是活體節律的特徵之一，與前述時差遲鈍的消解有很密切的關係。

除了光之外，社會性的接觸或飲食也是同步因子。社會性的同步因子也就是每日反覆進行的社會性習慣。例如，送報的機車聲，每天調整至七點的鬧鐘，早上電視或收音機的新聞，經常在相同時刻受到的刺激，使生理時鐘不知不覺的進行了調整。

這種社會性的同步因子，是過著規律生活的人，生理時鐘的調整方式，因此，對於過著早上起床晚上睡眠之一般性生活的人而言，那是很重要的因子，而生活不規律的人，就會缺乏這種調整力。

此外，那些不像人類一樣過著有秩序之社會生活的動物，則往往藉著飲食（食物的攝取），成爲重要的生理時鐘調整法。動物感覺強烈空腹的時間帶，也就是提高空腹中樞之興奮的節律。這個時候若攝食食物，即可刺激滿腹中樞，成爲動物調整生理時鐘爲二十四小時節之重要因素。

組合在遺傳因子內的活體節律——生理時鐘的自律性

銘印於體內的生理時鐘，藉著外部的同步因子，每天進行著修正的工作，其實，就算沒有外部的同步因子，概日性節律也被相當正確的銘印下來。這種「自律性」是活體節律一大特徵。

這表示著即使將生物置於完全無法得知光、溫度的周期性變化或地球物理性時間的環境之下（稱之爲恒常條件），體內所擁有之頻率也一樣會規律的進行著，換言之，內因性節律是存在的。但是，此種節律的週期有各種不同的長度，可是不論動植物，一切生物共通的節律，就是大約二十四小時週期的概日性節律。

此種節律並不是由後天經驗的學習所得到的，而是天生所具生物本有之性質。換句話說，生理時鐘所產生的節律，在三十億年的生命歷史中，已被銘印在遺傳因子中。

下面介紹數個可茲證明的實驗。其一是將雞蛋以L－L條件進行實驗。L－L條件的L是Light的簡稱，是將一天的前半十二小時及後半十二小時，也就是二十四小時都保持明亮狀態的環境條件。在這種環境條件之下，讓雞蛋孵化。

接著對孵化的小雞進行生體機能節律的調查，結果，和一般經歷過晝夜經驗的小雞，同樣的具有概日性節律。這表示從受精階段開始，從未經驗過晝夜的小雞，同樣的具有概日性節律。

換言之，概日性節律並不是從早上母雞咯咯的叫聲，或天亮後吃食物，天暗後睡眠學來的經驗，而是天生具備的機能。

另外一個著名的例子，是千葉利用赤家蚊所進行的實驗。蚊子是夜行性的，因此是白天不活動，晚上活動的二十四小時之行動節律。先將赤家蚊的卵以L－L條件孵化。成蟲後置於D－D條件（D爲Dark之簡稱，D－D條件是二十四小時持續黑暗的環境條件）。也就是對從未經驗過L－D條件（十二小時爲明，十二小時爲暗的環境條件）的蚊子，觀察其活動的節律。

可是，即使一直處於全黑的環境下，赤家蚊還是重複著十二小時飛出進行吸血活動，接下來的十二小時休息的節律。在完全沒有晝夜的環境條件下，仍保持著約二十四小時的概日性節律。

人類也是一樣。完全眼盲的人和明眼人，一樣過著二十四小時概日性節律的生活。這些事實顯示著，生物即使無法獲得可判斷時間的外部刺激，生理時鐘也具備著大約二十四小時的週期。

生物的內因性節律，已從多項實驗中獲得證明。即使動物在二十四小時D—D（恒常暗）或L—L（恒常明）等恒常條件下。依然維持體溫或活動之固有節律。這就是自由持續節律（free－run rhythm），其週期則稱之爲自由持續週期（使用希臘文字τ—陶表示）。簡言之，即使處於沒有光或鬧鐘等同調因子之處，動物及人，其各種生體機能，也一樣具有概日性節律。

我們研究室裡的竹澤，在老鼠體內裝入無線裝置，在自然狀態下進行數月觀察，確認血壓、心跳、行動量之週期大致以二十四小時三十分變動。而這些是以D—D（恒常暗）的條件自由持續的，最近已被證明是由生理時鐘所控制（圖—6）

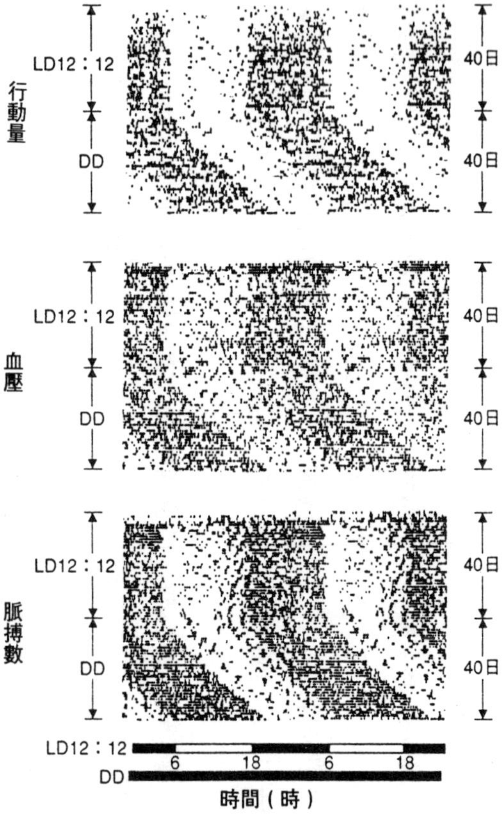

圖－6　家鼠的行動量、血壓、脈搏數之概日性節律

在12小時明期，12小時暗期（LD12：12）的條件（前半40日中）下，以夜行性動物的特徵，於暗期行動量大、血壓高、脈搏數高（圖以黑點之密集表示）。在一整日爲暗期的條件（DD）（後半40日間）下，行動量、血壓、脈搏數，則以24・4小時的週期自由持續（因週期略長於24小時，故黑點之密集稍向右下方轉移）。

另外，更藉著一連串的實驗發現，年輕的雌鼠，其心跳數，行動量的變動與性的週期一致，若將卵巢摘除，則此種節律消失，表示女性荷爾蒙的雌激素，與此種節律有密切關係。

前面説過，人的τ是比二十四小時稍長的二十五小時，已由人進入洞窟進行隔離實驗獲得證實。但人的節律有體溫、血壓、荷爾蒙等，這些未必全然是二十五小時的週期。這是體調異常時所經驗的内部性同步脱離的原因，令人相當的困擾。

不過，依明暗、溫度等二十四小時環境而變化之生物節律，在恒常條件下會消失。爲與概日性節律區別，被稱爲晝夜節律（diurnal rhythm）。例如脈搏數與發汗量之節律。

活體節律不受外界溫度左右——活體節律的溫度不依存性

另外還有一項屬於活體節律之特徵的重要因素。那就是以二十四小時進行的節律，不受外界溫度的影響。此爲活體節律之「溫度不依存性」或「溫度補償性」。

一般的化學反應中，溫度升高十度，則反應速度增加二至三倍。以$Q_{10}=2\sim3$表示。

在化學實驗時將裝有藥品的試管用酒精燈加熱，目的就是要提高溫度，加速化學反應。在青蛙的心臟部位，有控制心跳數，負責起搏作用的細胞聚集，稱爲洞結節。此部位的反應爲$Q_{10}=2.1$，受外界溫度之影響極爲强烈。有一部份的恒溫動物，τ也會因溫度而變化。一般而言，晝行動物的溫度上升，會使τ縮短，而夜行性動物則會延長，此即爲阿孝夫定理。

不過，這些是例外的現象。一般而言，概日性週期皆屬於自由持續週期（τ），幾乎不受環境溫度的影響，固定爲$Q_{10}=1.0\sim1.1$。稱爲溫度不依存性。這種性質是由於節律的恒常性所致，對生命的安定具有重要意義。若體內能量等代謝的速度爲$Q_{10}=2\sim3$，則溫度每上升十度，概日性節律的週期會縮短二分之一或三分之一，成爲八～十二小時。這表示身體機能以二～三倍的速度運轉。

可是，實際上溫度上升十度，並不會使週期縮短二分之一或三分之一。概日性節律依然嚴格保持二十四小時的週期。這項事實，已於一九三二年時，由研究內分泌系統之作用與神經系統之作用的凱諾所提出。

生體若要維持自己的生命，就會使恒常性機構發揮作用，使生體內部的作用維持一定。活體節律也具有內部恒常性作用，即使溫度改變，爲免影響節律週期，必須經常維持一定的節律，是十分巧妙的構造。

假定體內節律的週期會受外界溫度的影響而變化，則又如何呢?就會產生住在熱帶的人因節律的回轉速度加快而減短壽命，而住在阿拉斯加的愛斯基摩人，因爲溫度低節律週期加長而長壽。於是人人都會爭先恐後的由熱帶逃往寒帶，而我們日本人也會因四季的强烈變化，致使生理時鐘的速度忽快忽慢。

究竟是何種機制在銘印節律呢?就必須靜待分子生物學之研究及遺傳因子解析的成果，可確定的是必然有比化學反應更精巧的計算機構存在。巴爾基諾在解析猩猩蠅控制概日性節律的遺傳基因之後，發現其所以成形之蛋白質，存在於結合細胞彼此之細胞間結合部內。由此可以了解概日性節律的發生機構必與多數的細胞群有關。

不論如何，活體節律具有之三大特徵—同調性、自律性、溫度不依存性——以非常巧妙方式成形。由於這些特性，我們才能夠適應一天的環境節律，晝夜的節律或外界一整年的變化，並在最適合的時間內，選擇最適當的行動。這是包括人類在內的一切生命，得以充實而燦爛的生活下去的理由。

兒童必須午睡的理由

活體節律的完成

概日性節律是如何形成的

活體節律是被銘印於遺傳因子中之生物本有的特性。這是生物在長久歲月中，爲了維持物種的繁榮而產生的生存戰略。生物因爲獲得了節律，確定其規律性，才能夠有能力去預知將來可能面臨的不利境域，正確加以對應。接下來我們要探討的是，被銘印在遺傳因子中的活體節律，是如何發達、完成的。

雖然說是被銘印在遺傳因子中，並不是一切的活體機能一生下來之後就具備節律。正如臟器與器官是隨著成長而逐漸完成的，活體節律也隨著成長而逐漸成形。

出生前即具備的節律中，可確定的是胎兒肝臟之膽固醇含有量之概日性節律。有某些脊椎動物是一出生即具數種機能之節律，但一般的哺乳類動物則是出生之後才逐漸形成節律。

例如，老鼠角膜細胞分裂的節律，在出生的兩週後才慢慢出現。但若投與副腎皮質荷爾蒙，則會使節律提早出現，由此可知副腎系的成熟與節律的形成有密切關係。

人類是以極不成熟的狀態誕生的，故而此時大部份的活體節律皆尚未成形。而且，生理時鐘的形成，也比其他動物花更多的時間，所以，概日性節律的出現也就比較晚。

舉例來說。有關睡眠與覺醒的節律，克萊特曼曾加以討論過。乳兒出生後八週的時間，一整天都重複著睡睡醒醒。此爲「多相性睡眠」，約到了十五週後，漸漸成爲日間起床，晚上睡眠的「單相性睡眠」，到了約六個月，才會形成二十四小時的睡眠、覺醒之概日性節律。

剛出生的寶寶，會不斷的想吃奶，所以容易半夜會啼哭，因此，出生後三個月左右，母親容易得精神官能症。之後，母子的節律會逐漸一致，育兒才比較輕鬆。

另外，睡眠時間的合計，在出生後的二、三週內約佔了一日中的百分之六十五。經過半年後，寶寶的節律確立時的睡眠時間大約爲百分之五十七，因此，即使形成節律，睡眠、覺醒之節律的獲得，並非縮短了睡眠時間，而是將一日之中不規則分布的睡眠及覺醒轉爲白晝覺醒，夜間睡眠的機能，並結合在一定的時間帶內。

可是，睡眠要完全轉爲單相性，則是五、六歲以後的事，因此，在上小學之前仍然有午睡的必要。

現在要說明的，是另一項負責生命維持之重要作用的體溫節律的發達。人類之體溫節律的發展，自從一九〇四年苟德爾發表研究成果以來，已有數項研究。出生後的一週，體溫完全沒有節律，呈現平坦的曲線。

到了二、三個月之後，會因夜晚降低而慢慢形成節律，然後，晝夜的差異漸大，高峰與谷底的差異呈〇·八至一度的大振幅。七歲之後振幅變小，接近大人的體溫節律。此種節律之形成，是皮膚血流之節律及發汗的節律造成之散熱節律所形成的。

這些節律發展與完成的機制仍然尚未充分解開，但是應該與中樞神經系統的發達有密切關聯。此外，母親的育兒節律應該也有相當大的影響。

根據調查，確定母親生活節律的混亂是孩子節律失調的遠因，這一點要特別加以注意。而父子間節律的關係，至今還是一團謎。

活體節律的完成

那麼，形成活體節律之本元的生理時鐘又是如何形成的呢？

老鼠及鳥類等的生理時鐘，是會分泌出一種叫褪黑色素之荷爾蒙的松果體。德國的梅納卡於一九六八年發現，若切除松果體，則麻雀行動的節律立即消失。而海老原等人則以投與文鳥、鴿子等鳥類褪黑色素的相反程序，証明其行動失去了節律。老鼠腦中松果體之分泌出現節律，大致是出生後四天左右，而約在第七天完成。

接著才能繼續分泌維持生命所必須之副腎皮質荷爾蒙，廣重等人也証明了必須等到出生後約三週至四週左右才能完成。將剛出生不久的家鼠的視交叉上核的切片放在培養液中培養，插入數微米（一微米等於千分之一厘米）之電極以檢查其電氣活動，發現在明期與暗期之間電氣的活動出現了差異。而且，在出生後二、三週時，此種差距會越來越明顯，由此可知，多數動物之視交叉上核的機能已告完成。

令人最感興趣的是剛生出來的小老鼠，在完全不曾經驗光之D—D條件下養育，卻和普通成長的老鼠一樣的完成生理時鐘。這表示生理時鐘的完成，不是由光刺激的誘導，而是依銘印於遺傳因子中的設計圖，慢慢的將時鐘拼裝完成。而且，這個時鐘不需從外部上緊發條，自備有時間一到，便自動計時的內因性機構。

若將這些事實加以綜合考慮，便可了解我們活體節律的完成，必須先從負責生理時鐘之工作的視交叉上核進行二十四小時之概日性節律開始。接著完成概日性節律的，則是生體基本的生理機能之荷爾蒙與體溫，最後依序完成的，是具睡眠、覺醒之活動與休止之概日性節律。

最引人矚目的是，這項順序不論給予那一種條件，結果都一樣。不論輸入L—D條件，L—L條件，D—D條件，都沒有任何影響，這表示生物計時機構的發現程序，已被輸入遺傳因子之中。不論降生環境的條件多惡劣，上天的安排，都會使之堅强的生存下去。

深夜被電話吵醒為何會不高興

體內的兩種節律

可洛娜娃的二振動體假設

我們體內有一個刻劃二十四小時時間的生理時鐘，因此產生各種節律以維持我們的生命。約二十年前才發現這個時鐘的所在部位，以哺乳類來說，就是左右視神經交叉之視交叉上核。但是，若要說明我們的概日性節律，只使用一個時鐘或許無法詳述。於是，產生了生理時鐘至少有兩個振動體的假設。

於是，現在有兩個相互對立的想法，其一是一九七八年的韋伯及一九八二年可洛娜娃所提出的「二振動體假說」。若假設有兩個鐘擺，即可解開活體節律之謎。

更簡單地說，是將鐘擺一稱爲X振動體，另一爲Y振動體，且在二者擔任各不相同之功能，而又相互作用的情況下完成計時機能。各振動體所控制之主要活體節律如下（摩爾・艾迪，一九八二年）。

X振動體……（受高照明度光之刺激而作用）

快速眼動睡眠
深部體溫
可體松之分泌
褪黑色素之分泌
尿中鉀之排泄

Y振動體……（受社會性接觸因子之作用）

非快速眼動睡眠
皮膚體溫
成長激素之分泌
催乳激素之分泌

相對的另一種説法，則是由柏貝里（一九八四年）提出之「二過程模式」假設。也就是説，體溫節律等是被具自律性之振動機構的過程所支配，但睡眠、覺醒節律，則是被只刻劃時間經過的砂漏型恒常性過程所支配。前者稱之爲C過程，後者稱之爲S過程，並認爲在C過程所決定之變動幅度中S過程也產生振動，兩種節律呈現週期反覆變動的狀態。

究竟那一方是真理，則尚待研究成果，在這裡，我們先以前者爲對象進行説明。先看看這項假設是如何形成的。

先讓實驗者進入完全無法判定時間的隔離實驗室中，使節律呈現自由持續的狀態（自由持續節律）。這項實驗在一九七六年由德國的阿孝夫與韋伯共同進行。人類的深部體溫（由直腸測得之體溫）依生理時鐘約每二十五小時重複一次。

而睡眠、覺醒節律卻在兩週之後自由持續成爲與深部體溫長度不同之週期。此種週期的幅度大致以三十二小時左右自由持續，明顯的與深部體溫之二十五小時產生了內在性同步脱離。

此種週期長度的差異，若只靠一個鐘擺，也就是一個振動體是無法說明的。爲了解決這一點，才會想到也許有兩個時鐘存在。

深部體溫和快速眼動睡眠是內因性强的節律，若是到了有時差的國家旅行，也很難與新環境同步，頑固的把持自己的節律。因爲這些節律是由X振動體所支配的。

另一方面，成長激素、催乳激素會因睡眠節律之轉變而輕易的轉變其分泌節律，故而是由Y振動體所控制。

此外，深夜剛入睡時，若被電話叫起來必然不愉快。剛睡時是最熟睡的徐波（非快速眼動）睡眠，不但是最熟睡的時間帶，也是成長激素分泌最旺盛，細胞分裂最活潑的狀態。因此，在人類的睡眠節律中是最重要的時期，一定要睡得很好。

反過來說，快速眼動睡眠中，成長激素、思春期之黃體激素等，大部份的荷爾蒙都是減少的節律。人的快速眼動睡眠大約以九十分鐘爲一循環週期，所以這些荷爾蒙也具有相同的週期。也就是說此種二十四小時以下之週期的超日性節律，很明顯的與概日性節律具有不同之機能。這是推測哺乳類除了視交叉上核振動體之外，還另具有一個以上之振動體的根據之一。

節律失調的機率是幾億分之一？

這樣的生理時鐘究竟有幾個呢？就現狀而言，越是高等的動物越是難以了解。可是，假若只有一個，萬一機能發生嚴重異常，則我們之活體節律的機能可能會陷入停止狀態。

活體節律可能會因高齡或疾病而有異常，但時鐘本身則是終其一生毫不停止的發揮機能，這或許是生理時鐘具有高度安全裝置之故。

所謂的安全裝置，是指複雜的情報系統或網路之中，爲防止因一部份異常造成機能停止或嚴重事故的結構。巨無霸噴射機上裝有二十台左右的電腦。若一台電腦出錯的機率爲數億分之一，則二十台全部一起當機的機率，則是天文數字般的微小。爲了保證空中旅行的安全，就必須靠有安全作用之安全裝置發揮作用。

但是，具有此種高度安全裝置的高等動物，卻無法避免發生內因及外在同步脫離的節律病。前面也說過，體溫與睡眠、覺醒兩種節律會引起內因性同步脫離，是否這正暗示存在著兩個支配的時鐘，過著一般生活時，由於光及社會性之同步因子都對兩個時鐘有強力作用，故而兩個週期呈現一致。可是，一旦從這些因子之中解放，由於個別時鐘都刻劃著自己的節律，於是出現同步脫離的現象。

或許睡眠的節律本來不是二十四小時的，也許我們的時鐘不止一個，還有其他的時鐘同時作用著，由於具備了高度安全的機構，故而保障了生命的安全。

2

就寢時間規律才可維持深度睡眠

天快亮時才手脚冷虛
——體溫的節律——

決定體溫的是體熱的產生與放散

日夜間的體溫變化，早在一八四〇年就被發現了。但是，它對活體節律有重要意義則遲至最近才被發現。

體溫的決定，是根據體內熱的產生及放散的差額。換句話説，從體內產生的熱減去逃出體外的熱才造成了體溫。從午後十二點至三點是體溫的高峰期，而午夜中凌晨二～三點則為低谷期，顯示著概日性節律。（參照九十四頁，圖—10）

體溫會因活動而升高，休息而降低。換言之，體溫的變動具有外因性要素。另一方面，除了活動之外，事實上還存有白晝高、夜間低的內因性節律。此種節律是相當强固的，即使熬夜不睡，體溫一樣會降低。也就是說，體溫並不僅受休息或活動之影響。熬夜的第二天身體會不適的主因，除了睡眠不足之外，由於夜間活動之後，降低的體溫致使活動的節律與體溫的節律產生同步脫離也是原因之一。

體溫的節律與散熱、發汗的節律

體溫是由熱的產生與放散而決定，但體溫的節律與散熱的節律卻呈現完全相反的模式。散熱的節律是由皮膚的血流量來決定。手腳皮膚的血流量以凌晨的三點至四點達到高峰，到了早晨則開始減少。皮膚血流量的增加除了使熱散出之外，也會降低體溫，因此，夜間的體溫降至最低，天亮後體溫才上升。

此外，發汗與散熱也有密切關係。例如，因感冒而發燒時，可能會因盜汗而全身潮溼。此因出汗散熱後，體溫才會下降之故。

發汗與皮膚血流量的節律大致相同。除了激烈運動之外，以盜汗時的發汗量最多。而且熟睡之時也會流很多汗。一般而言，剛睡時是最熟睡的，故一般以凌晨一點至二點的發汗量最多。此與體溫降低的節律產生一致。

愛睡的孩子是否真的長得好
——荷爾蒙分泌的節律——

荷爾蒙分泌的節律

荷爾蒙對於生命的維持與身體的健康具很大的作用。

其對人生理的作用，可大分爲二。其一是「同化作用」，另一則是「異化作用」。生物會依同化作用製造構成身體的成份，與疲勞之消除，身體障礙之修復有關。成長激素即屬之。

另一方面，又藉著異化作用供給身體活動的能量。例如，副腎皮質荷爾蒙中最具代表性的可體松，是在早上睡眠快結束時大量分泌的，其目的則是爲一日的活動準備能量。

此種荷爾蒙的分泌有何節律呢？大部份荷爾蒙分泌的共通特徵，是稱之爲間歇性或拍動性的分泌。溫泉中常見的間歇泉，會在一定的間隔時間中規則的湧出，而荷爾蒙的分泌也十分相似。

荷爾蒙分泌的節律，則是由間歇性頻發的時間帶與幾乎不分泌的時間帶所形成。到了某一時間，分泌量多的間歇性分泌便會開始，且其節律是與睡眠或明亮等外在性因素不同，由獨立且內因性强的節律所支配。

荷爾蒙分泌的節律，並不是概日性節律，有些是週期二十小時以下之超日性節律，與月經相關的荷爾蒙，則是月單位的節律。

為什麼愛睡的孩子長得好

以前有一句話說，愛睡的孩子長得好，這是有醫學根據的事實。

成長激素對思春期前的孩子而言，是身高增長的重要物質。而且，女孩子比男孩子早熟，就是因爲青春期的年紀中成長激素分泌較多之故。

此種成長激素分泌的分泌節律與睡眠有密切的關係。睡眠是提高成長激素之分泌的重要因子，是由高橋（康）於一九六八年所發現。基本上，成長激素的概日性節律，是在二十四小時之中，每一～二小時就有一次拍動性分泌。而且分泌量受壓力、運動、飲食（尤其是蛋白質）所左右，其中又以睡眠的影響最大。

睡眠中的分泌量佔了全體的百分之六十以上。而在睡眠中的分泌高峰期，則是剛入睡，也就是睡眠不久稱爲「徐波（非快速眼動）睡眠」的深度睡眠（圖—7）

有關睡眠的部份，請容後詳述，徐波睡眠一晚約有二、三次，此時的分泌量最多。而且，隨著睡眠的轉變，成長激素的分泌高峰也會延後。

舉例來說，午夜十一時就寢，則成長激素的分泌則在十二點至一點最多。但是，深度睡眠狀態過了之後，又回到每一～二小時拍動性的分泌週期。因此，在早上覺醒時期最多見的快速眼動睡眠，會因睡眠較淺之故而減少。

因此，若熬夜至一點～二點才就寢，則成長激素分泌的高峰會遲至午夜三點才開始。所以，分泌減至一晚最多兩次。

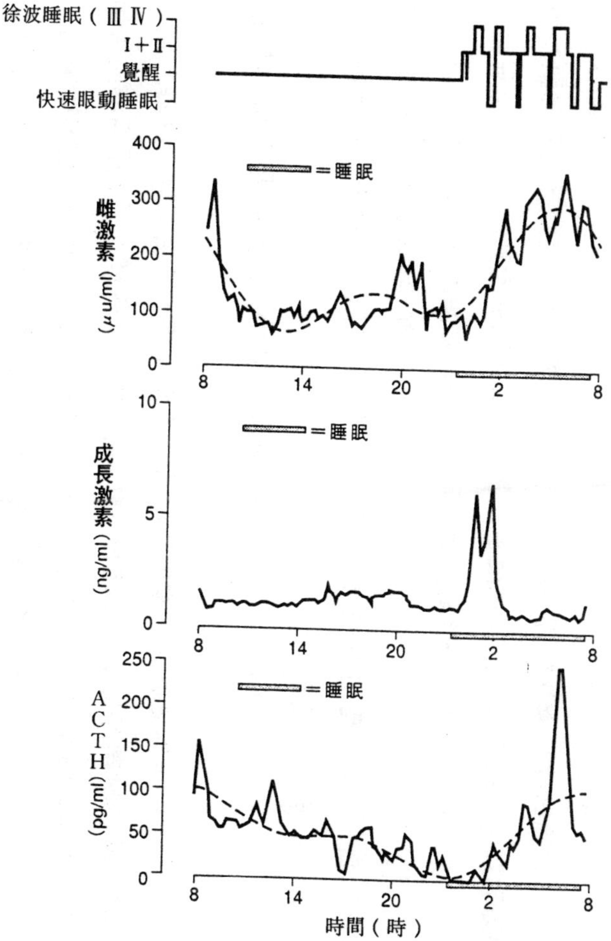

（馮・柯特/1989）

圖－7　荷爾蒙分泌的節律

（血液中雌激素、成長激素、ACTH之日内變動）

此外，午睡時剛睡不久的深度睡眠也會分泌成長激素。細胞分裂的活潑進行，會在出生後的五～六歲，明顯的反應在成長程度上，尤其是午睡及多相性睡眠（一日數次之睡眠模式），更使成長激素豐沛的分泌。過了這個年齡之後，睡眠模式成爲單相性，成長荷爾蒙的分泌也轉爲成人模式。

使成長激素節律偏差之各種因素

成長激素之重要，不僅是成長期中，從幼兒至青年期的「長高」而已。細胞分裂是一生都在持續的，即使成人之後，也一樣重要。

可是，我們時常遭遇成長激素節律混亂的危險性。

其中之一是不規律的生活所造成的睡眠不足及安眠藥的誤用。所謂的睡眠不足，指的未必是睡眠時間的長短，而是睡眠的深淺。若是就寢後不久之徐波睡眠不夠，就無法分泌大量的荷爾蒙。

熬夜工作或天快亮才睡等，睡眠時間帶與平時有很大的差距時，會失去入睡後一～二小時之大量分泌的高峰，或轉移至睡眠的後半，造成分泌模式的混亂。

此外，寶寶或幼兒，因爲父母的「方便」而帶往日程安排勉强的旅行，也會造成生活節律混亂，使分泌的節律失調。因爲荷爾蒙的分泌量與身高成正比，所以生活節律一定要維持正常。

此外，有些安眠藥會部份遮斷深度睡眠之徐波睡眠。這些都會阻礙成長激素之分泌。若是重視睡眠之「量」甚於「質」，没有規律的維持「深度睡眠」，不但會長不高，也妨礙健康。

另一種使成長激素失調的原因是疾病。不但成長激素如此，所有的荷爾蒙都一樣。不只是維持荷爾蒙之分泌節律對我們的健康有利，也唯有保持健康，才能使荷爾蒙的分泌正常。

舉例來説，肢端肥大症是由腦下垂體腫瘍所造成之疾病，若有此種病症，則就寢之後不會有成長激素分泌的增加。若以手術將腫瘍割除，則節律立刻恢復。而肥胖或厭食症等，也會妨礙成長激素的分泌，此外，甲狀腺機能亢進症（巴塞多氏症），年輕人的糖尿病，卻反而使睡眠時成長激素的量異常增加，這些異常只要治好症狀，即可恢復原來的節律，因此，亦可反從節律來觀察治療結果。

支配月經週期的荷爾蒙、褪黑色素

女性的月經，是每月來訪的固定節律，也就是概月節律。

月經的節律，是由與腦下垂體——性腺系調節機能有關之松果體所分泌的褪黑色素荷爾蒙所支配。

根據統計，月經發生的時刻約有半數的女性時間是固定的，發生的時間帶最多的是早上六點至八點，以晚上十點至十二點最少。

另一方面，褪黑色素是由必須胺基酸色氨酸和野黑櫻樹甘這種酶的作用合成，白晝的分泌量少，夜晚則會增加。褪黑色素有抑制包含月經在內之生殖活動的作用，前面介紹的統計結果，充分表示了褪黑色素與月經的相關關係。

褪黑色素這種荷爾蒙是內因性强的二十四小時概日性節律。與成長激素不同的是受睡眠影響少，即使不睡，到了晚上也會自動促進分泌。反過來說，即使午睡，也不會像成長激素一樣增加分泌量。

換言之，褪黑色素是光强烈的同步因子，尤其鳥類等之分泌，會敏感的反應明暗週期。夜晚的分泌會增加，若照射二五〇〇洛克斯之高照度光，分泌即受抑制。因此，這種荷爾蒙又有「暗夜荷爾蒙」的異名。

曾經從小雞中取出分泌褪黑色素之松果體進行實驗，藉著人工培養，結果發現在暗期一樣會合成褪黑色素，而明期之合成曾幾乎中止。

褪黑色素所扮演的角色

褪黑色素有抑制性腺刺激荷爾蒙之分泌以抑制生殖活動之作用。從對黃金鼠的觀察即可得知，夏天日照時間長，性腺作用變大，生殖活動也旺盛，從秋至冬，隨日照時間的縮短，性腺急速衰退，生殖活動停止。

由此推測，可能是受夜間分泌量多之褪黑色素影響。若是在生殖活動較弱的冬天將黃金鼠之松果體摘除，則性腺立刻脹大，開始生殖活動。

利用這項原理，養殖業者爲使雞在冬天進行生殖活動，使蛋産量增加，便以與電照菊花相同原理，用燈泡在夜間照射母雞。

褪黑色素可使性行爲保持平衡，反過來說作用太强會使性機能降低。一整年皆可享受陽光的拉丁民族，其熱情之性格或許正與褪黑色素之分泌量有關。

最近又發現，褪黑色素對活體之維持有很大的作用。褪黑色素會對視交叉上核發生作用，維持生理時鐘之内環境穩定，使生理時鐘不致於失調。

至於鳥類以下的脊椎動物，則由松果體擔任第三隻眼的作用，並感知光線，形成褪黑色素的合成日夜節律，控制生殖活動和活體節律，以及如候鳥遷徙之概年節律，其重要性已被日漸提出。

更發現哺乳類方面的此種荷爾蒙則由視交叉上核控制，並與生理時鐘之機能及概日性節律的維持有密切關係。

換言之，陽光或二五〇〇洛克斯以上之强烈人工照明，會抑制褪黑色素分泌，是包含人類在内的哺乳類，節律的强烈同步因子。

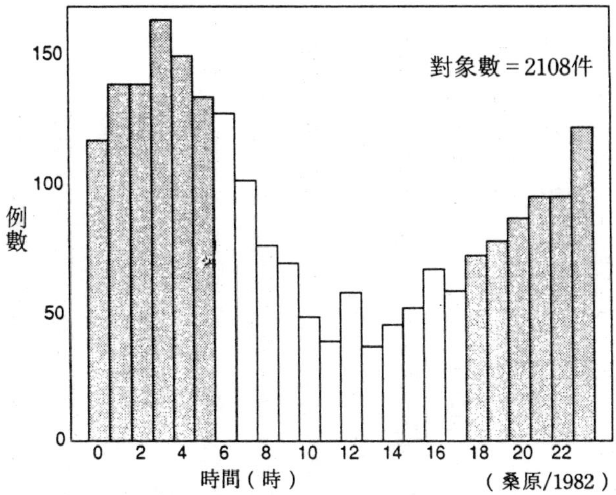

圖－8　東京產婦開始分娩時刻之日內節律

為什麼嬰兒總在午夜誕生

不使用剖腹或藥物的自然分娩，孩子多半在半夜出生。所以生產的值班醫生，幾乎晚上都不能睡。

實際上，一九五二年馬列克曾就數萬名產婦的統計資料，檢討一日的時間與生產數的關係，在日本也曾進行過相同的統計（圖－8）。早上七點至傍晚五點生產的人數較少，晝出以正午前後爲谷的V字型曲線。

到了傍晚六點以後，則生產開始增加，以午夜二～三點爲高峰，其後又逐漸減少，成爲有規則之概日性節律的曲線。

若將生產數之最低與最高加以比較，則有三倍左右的差距。

爲何會有此種生產節律出現呢？

人類的臟器及血管，常會節律性的發生小的收縮運動。

例如腸管或胃等，即使沒有食物，也一樣進行的收縮運動，子宮也不例外。尤其月經之時，更會有比血壓壓力更强的收縮運動發生。

此種子宮收縮運動與生產有密切關係。不懷孕時子宮的收縮運動是日間强，入夜之後變弱，與前述生產圖表呈相反的概日性節律。

從世界第一次成功進行體外受精之愛德華手邊的例子來看，體外受精成功的四個人，都在子宮收縮力低的傍晚進行精子移植。

可是懷孕的子宮內，此種節律會逆轉。夜晚則使收縮增加，日間的節律減弱。另一方面，快分娩前的三十八週左右，胎兒副腎的機能提高，此種節律會使子宮的出口柔軟，讓寶寶容易生出來。

也就是說，寶寶晚上出生的理由，可從母親子宮的收縮及孩子副腎皮質荷爾蒙分泌的節律來說明。對大人來說，半夜生孩子的確比較累，此時，父親應將自己節律與寶寶的節律配合。

副腎皮質荷爾蒙的節律

現在，對副腎皮質荷爾蒙再作些說明。

由腦下垂體分泌之ＡＣＴＨ（副腎皮質刺激荷爾蒙）及副腎所分泌的可體松，是腦下垂體—副腎系的荷爾蒙，此種分泌與睡眠有密切關係，一般在天亮快清醒時迎接高峰。夜間勞動等白天睡覺的人，以傍晚快清醒時爲高峰。

而且，只要睡眠時間帶改變，荷爾蒙分泌的節律也會產生變化，但約需一個星期才能適應。此稱之爲移行期，與時差遲鈍屬相同現象。

最引人矚目之處在於藉由ＡＣＴＨ與可體松分泌的異常，可加快疾病的診斷，也使之更加確實。此稱爲鑑別診斷，可作爲區別相近疾病的方法。

克興氏病是因腦下垂體腫瘍所產生的疾病，由於ＡＣＴＨ與可體松慢性的過度分泌使臉部如滿月般腫起。此外與之相似的有克興氏症候群，則是由副腎發生腫瘍所引起，也會導致可體松增加。

因此，很難判定究竟是那一種病症。但若觀察荷爾蒙的日內週期，克興氏病則大致正常，克興氏症候群節律則完全消失。

此外，類固醇分泌異常之阿狄森氏病，亦可依其分泌之概日性節律診斷。若能對以節律掌握疾病的方法加以研究，對疾病原因的探索與新治療技術的開發，是極爲重要的。

其他荷爾蒙的活體節律

若荷爾蒙的概日性節律因某種原因失調，則必然引起身體不適或造成疾病。除了前面所介紹之外，再介紹幾種荷爾蒙。

刺激甲狀腺分泌之荷爾蒙稱之爲甲狀腺刺激荷爾蒙（ＴＳＨ），可分泌甲狀腺素。此種概日性節律與成長激素一樣，以一～三小時的週期進行拍動性分泌。但是，睡眠卻是使甲狀腺荷爾蒙受抑制的因子，因此，甲狀腺素從傍晚開始增加，至午夜的九時至凌晨一時爲高峰，就寢之後又慢慢下降。

此種荷爾蒙的節律若甲狀腺機能降低即告失去，故對機能的檢查很有幫助。但是一天一次的採血或測量荷爾蒙量則無法掌握節律的變化。

接著介紹稱爲催乳激素可促進乳汁分泌的性荷爾蒙，是爲一～三小時的拍動性分泌，夜間分泌量多，白天少（圖—7）。但與成長激素之不同，在於不止就寢後不久達分泌高峰，整個睡眠中非快速眼動睡眠之分泌量皆特別多。最近發現，此種作用與維他D_3及骨質代謝有關，和成長激素同樣對成長有重要作用。這種荷爾蒙也會因病而發生異常，慢性腎功能不全，厭食症、肝硬化等，會使睡眠時應上升之分泌停止。若缺乏此種荷爾蒙，會形成生殖的缺陷，女性甚至會無月經。

另外一種，是性腺刺激荷爾蒙之一的黃體激素（ＬＨ）。其特徵是不論男女青春期中睡眠時分泌量增加二～四倍。且與成長激素同樣的在就寢後不久的徐波睡眠時增加，天亮時的快速眼動睡眠期開始減少，屬概日性節律，青春期結束後，睡眠時的節律消失，然後不分晝夜，以每三小時的間隔進行拍動性分泌。而且，會因厭食症而異常，目前推測與厭食症也有關聯。

從以上的例子可知道，成長激素、催乳激素及黃體激素皆與睡眠有密切關係，睡眠的意義，不僅僅在於使疲倦恢復的休息，對人的成長與性的成長有正面的作用。

夢多半出現在凌晨

睡眠與覺醒的節律

作夢的節律

夜晚的夢，有快樂的夢、恐怖的夢，還有與現實世界幾無兩樣，事實上卻是不可能的夢，以及各種非理論非現實的夢。夢的內容固然變化多端，但不可諱言的，是我們精神活動的一部份。

精神分析的鼻祖佛洛依德及其弟子容格，將夢定位為探索潛意識世界之線索。白天由意識所壓抑的潛意識會在睡眠之時解放，他認為潛藏於心底的欲求及情結的形象化就是夢。究竟夢可將一個人的心作何種程度的反應，是很難判定的一個問題，但夢與活體節律的關係卻是不容置疑的。

就寢後，睡眠會從第一階段至第二、第三、第四而進入深度睡眠。尤其第三、第四階段的深度睡眠。此種徐波睡眠（非快速眼動睡眠）在經過一段時間之後，腦波會呈現與覺醒時相同的波型。此即爲快速眼動睡眠（REM）。REM是Rapid Eye Movement 的縮寫，是名符其實，眼球激烈振動之睡眠狀態。

快速眼動睡眠有相當明確的節律，約以九十分鐘爲週期，持續十至十五分鐘左右。並依階段一、二、三、四之序進入深度睡眠。據説有八〇%的夢出現在淺眠時的快速眼動睡眠。而夢多出現在凌晨之故，乃是因快速眼動睡眠多半出現在凌晨。

此種一～四的睡眠階段與快速眼動睡眠成爲一組，形成睡眠的節律，此種睡眠週期就人而言，約是九十分鐘到一一〇分鐘。

在一個晚上約可重複四～五次。此種睡眠週期，猴子約四十五分鐘，狗爲十八分鐘，貓爲二十八分鐘。動物多半爲多相性睡眠，所以週期必然減短。人類中週期未完成的乳兒及節律漸漸不全的老人，也多呈多相性睡眠的模式，其週期短、次數也多。不知道動物們作的是什麼夢。

快速眼動睡眠的作用

從階段一至四的非快速眼動睡眠，是身心完全睡眠的狀態。腦波也呈緩慢的波型，故可知大腦確實在休息。但進入快速眼動期後，則腦波呈顯與覺醒之時相同的波型。身體還在休息，大腦卻醒著一半。

爲什麼這樣的睡眠會成爲一組呢?人類身體的各種機能都是由自律神經所控制，而自律神經又可調整心臟的搏動與胃腸的消化機能。自律神經在日間活動時，由交感神經佔優位，夜間睡眠則由迷走神經佔優位。

此外，從階段一至四的非快速眼動睡眠，是由迷走神經佔優位，在快速眼動睡眠時，則由交感神經佔優位。甚至其中有一段時期的腦波，竟與覺醒之時的波型相同。也就是說，身體與腦在持續九十分鐘的完全休息之後，雖然身體仍在休息，但腦卻持續活動了十分鐘。

在休息中又加入覺醒狀態的，就是快速眼動睡眠，對我們的身體而言，此種奧妙的情況是很有意義的。

就循環系統的機能來看，能在心臟幫浦作用降低時發生協助功能的是快速眼動睡眠，原因是睡眠中以迷走神經佔優位，故而使心臟的機能降低。這表示身體正處於休息狀態，就能源節省的角度來看是十分合理的。而且，由於躺下可使身體的重力阻抗消失，血液可順利回流心臟。

但是睡眠中心臟的機能降低，幫浦力量減弱，會使大量的血液被送回心臟，結果造成心臟極大的負擔。此種狀態的長期持續會陷入心功能不全的狀態，使心臟不能將血液順利送往全身，造成肺部發生瘀血而導致呼吸困難。

因此，快速眼動睡眠登場了。此時是由交感神經佔優位的，故可提高心臟的幫浦力量。於是，加强了被降低的心臟功能，使心臟功能不全的情況正常化。

每九十分鐘到一一〇分鐘為一週期來訪之快速眼動睡眠的節律，站在維持心臟機能的層面來看，是維持我們的生命所不可或缺的。

長睡眠者與短睡眠者

據說拿破崙一天只睡三小時就夠了。三小時的睡眠即可精力充沛的活動，真是常人所不敢想像的。可是，確實有人可以只睡三小時而毫不在乎的。

舉例來說，有人每天只睡五小時，日子還是過得很快樂，也有人不睡足八小時情緒便會不佳，睡眠時間的個人差異很大。爲什麼會有這樣的差距出現呢？要解開這一點，必須對睡眠時間的個人差異進行研究。

從結果來看，可以發現有五小時以下即足夠之短睡眠者，及需九小時以上之睡眠的長睡眠者，雖然兩者睡眠的時間差距很大，但據說在步驟三、四的深度睡眠，時間幾無差距。結果，兩者的睡眠時間，差距是在步驟一、二比較淺的睡眠、或半睡半醒的狀態。

有人說這是睡眠品質的問題，但短睡眠時間者，站在睡眠品質，也就是熟睡度來說，幾無任何變化。其實只要能有深度睡眠，就不會因睡不夠而身體不適。拿破崙只睡三小時，但其中深度睡眠所佔的比例很大。而且，應該也沒有作征服歐洲之類的夢。

夜間睡眠、白晝睡眠

遠藤曾進行過關於睡眠品質的實驗。將夜間的睡眠與白天的睡眠進行比較。讓實驗對象在上午十時，午後一時及下午五時各睡三小時。並檢查睡眠的品質，結果上午十點的午睡立刻出現快速眼動睡眠。至於下午一點及午後五點，時間越晚則快速眼動睡眠的時間越少，深度睡眠的時間越長。

尤其下午的午睡，不是階段一、二、三、四之非快速眼動睡眠後接續快速眼動睡眠的普通睡眠週期，而是突然進入快速眼動睡眠，出現異常睡眠的模式。可見睡眠的品質會因睡眠的時間而有差距。

從結果來看，睡眠的品質，是決定於就眠前活動時間的長短。因此，上午十點的午睡，因爲剛醒來沒多久，故睡眠的品質與一般睡眠的差距很大。從事三班制工作的人，有人睡眠品質不好，甚至陷入深度的睡眠障礙（圖—9）。

要舒服的醒來，愉快的渡過一天，最重要的是非快速眼動睡眠及接下來快速眼動睡眠

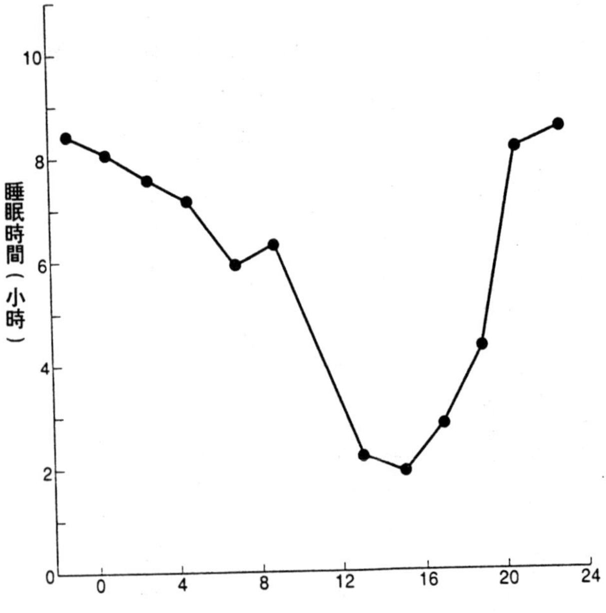

（庫納斯/1982）

圖－9　三班制的睡眠時刻與睡眠持續時間

若睡眠開始的時刻是從早上到中午，則睡眠的持續時間極端的短。若要睡8小時以上，則從晚上八點至凌晨兩點前要睡著。

之九十分鐘的節律，且在非快速眼動睡眠中有深度睡眠的組合。

最令人驚訝的是，此種節律不只睡眠中有。克萊特曼提倡的學說認爲，覺醒時，也就是白天也會出現與快速眼動期相同的週期。

總之，大腦的活動與休止節律，是不分晝夜以九十分鐘交替的。

常有人說人類集中力持續時間以九十分鐘爲界限，但實際上知覺運動也好，呼吸、體溫及胃的收縮運動等節律，多半已確定是九十分鐘週期的節律。這些都是週期在二十小時以下之超日性節律。

而且，腦波四個以上之週波期的波形，是八～十四赫茲的α波，又稱「靈感腦波」，據說，較容易有創造性構想。多在精神統一、集中力高時出現，醒來時，以一百分鐘之週期和四小時週期出現。而淺眠時出現的θ波也以相同的節律出現。

由於如此，既然睡眠有步驟一～四的睡眠深度，則覺醒時應也有覺醒深度。事實上，大川等人也從腦波的連續記錄中確定，的確有六十～一百分鐘的週期。因爲我們有時可以頭腦清晰的工作，有時卻莫名的工作效率無法提升。

所以推測，白天也有週期性的快速眼動節律或α波、θ波之節律複雜的結合著，形成了覺醒時的節律。

因此，若能發現自己的節律，好好加以利用，則可提高白天活動的品質，使工作效率更好。

3

找到自己的節律
使人生更美好

早型人、夜型人

節律的個人差異

遲到慣犯是否就是懶怠

「春眠不覺曉」是孟浩然的一句詩。寫的是美麗的春陽舒服的包裹著人，令人無法從夢幻的床上離開。有的人這種狀態卻不分季節的展開，引發了嚴重的事態。

有一位青年從一流大學畢業，又進入了一家大公司就職。

他剛入社的時候，被視爲將來可有偉大成就的優秀人材，一年之後他在公司內的評價卻越來越差。因爲他一星期遲到三天，上午的會議老是缺席，與重要客户約定的時間也遲到，造成公司極大的損失。

他不是會深夜飲酒或賭博的人，也並非每日的生活不規律。晚上睡覺都放了二個、三個鬧鐘在枕邊。聽説在大學時代，就時常趕不上考試時間，好幾次都是因爲補考才免於當掉。

其實，這位青年的缺點，只是早上爬不起來而已。卻因此在公司內得到了「怠惰」「生活不規則」的評判，終於不得不辭職。

相信有不少人如這位青年一樣，以遲到慣犯的理由被貼上懶惰的標籤。

那麼，又爲什麼會爬不起來呢？很可能是他內因性之活體節律的位相出了差異。人的體內存在著約二十四小時的概日性節律，若此種內因性節律與社會或環境因子無法同步，就會出現這種情況。

常有人説「某人是早起後就工作的早型人」「某人是擅長熬夜工作的夜型人」。世界上確實同時有早型人與夜型人存在。

這位青年除了早上無法醒來而遲到之外是極優秀的人材。可是無法使自己內因性的節律同步於早上七點起床九點上班的社會因子。

能否使節律同步的個人能力差異，形成了「早型人」與「晚型人」，至於爲何有此差距，理由則尚未解開。

人類節律的差異

早型的人被稱爲「雲雀型」，夜型人被稱爲「貓頭鷹型」。以概日性節律的觀點，對之進行研究的，則是在二十年前左右。

其背景是在二十四小時便利商店或深夜工地現場工作的人，越來越多的社會變化，再加上活動範圍跨越東西時差，將海外旅行視爲日常之一部份的人也越來越多。

判定雲雀型與貓頭鷹型的方法，一般使用的是「早型夜型問答卷」稱之爲「ＭＥ問答卷」。

其次由十九個質問項目構成，依得點（ＭＥ得點）而辨認早型與夜型。多半的人分布於二十點至八十點，其中四十點以下爲夜型，六十點以上爲早型。

藉著此種ＭＥ質問，石原得到了數個令人深感興趣的事實。

① 早型人明顯的以女性爲多，夜型人以男性爲多。

② 早型人以社會人爲多，夜型人以學生爲多。

③ 四十歲以上的人，幾無夜型人。

約可大別爲如此，可是除了男女差異之外，學生與社會人之間節律週期可能沒有本質上的差異。社會人必然要在固定的時間上班，所以社會性的要因强，不得不使節律同步，而比較自由的大學生活，使學生不會受社會同步因子之强烈作用。換言之，兩者間的「心態」有所差距。

經常晚睡的學生，往往以爲自己是夜型人，等畢業變成社會人後，就從貓頭鷹變爲雲雀。可是，問題是若無法與社會性環境變化同步該怎麼辦?其原因可能是生來內因性節律週期的個人差異，或基本節律產生障礙。

另外，四十歲以上的人幾無夜型人之理由，是隨著歲月的增長，概日性節律的位相會移至前方。一般而言，老人早上都起得早，就是概日性節律前移之故。

早型人比較不會因平時或假日之差異而有生活模式的差距。相較之下，夜型人的日差就非常的大。早型人假日時，也一樣會在平時的時間帶起床，而夜型人則假日幾乎都睡到中午。一般而言，夜型人的生活多不規律，若突然從第二天開始，要每天早起上班，通常都做不到。

若將之與概日性節律串聯起來加以思考，則夜型人日常生活的節律接近自由持續狀態。說得更極端點，和在幾乎沒有時間限制的洞窟內生活，反覆自己本有之自由持續節律的狀況相似。

也就是說，夜型的人經常過著無時間拘束，自由之自我節律的生活。而且，其節律性週期比早型人稍長，因此，日常生活的節律會與早朝人的差距越來越大。

而且極端的夜型人，可能對社會性同步因子感受性較鈍。例如，遲到時被上司警告依然馬耳東風，這恐怕不能單從「性格問題」加以判斷。

睡眠與節律關係

從一九八七年以後，將ME問答卷改爲日文版之石原等人，便曾對早型人與夜型人進行睡眠實驗，其實驗目的主要是比較早型人與夜型人之睡眠與體溫的關係。

首先，設定晚上九點及十一點，凌晨一點及三點四個就眠時間帶，讓早型人與夜型人就寢。結果早型人越早睡，睡眠時間越長，越晚睡睡眠時間越短。於是，睡眠時間越短的人第二天的覺醒度越差，沒有醒時舒爽感。

而夜型人不論幾點睡，睡眠的持續時間都不變，一般人都以爲長的睡眠時間才能迎接舒爽的早上，事實並非如此。因爲睡眠時間與夜間的體溫節律有重要關係，而且，在體溫節律之何種位相就寢，睡眠的時間也隨之改變。

不論早型人或夜型人，在深部體溫（由直腸測得之體溫）下降時就寢，睡眠時間越長，相反的，過了夜中體溫最低點而開始上升時就寢的人，睡眠時間較短。這就是「柴斯拉法則」（一九八〇年），體溫上升是爲了身體的覺醒進行準備狀態，違反此種節律強制就寢是自我矛盾的，因爲睡眠的節律無法與體溫的節律同步。

很多人都有深夜醒來後睡不著的經驗。這一點與深部體溫居於何種位相時醒來有關。那麼，以時間而言，體溫何時最低呢。以早型人來說，體溫的低谷是凌晨兩點至三點，夜型人則爲凌晨五點到六點。

顯然証明了早型人與夜型人的不同。行動節律不同，體溫的節律也不同，交感神經之兒茶酚胺的分泌節律也不同。因此，夜型人與早型人之不同，在於夜型人即使很晚睡，也一樣在體溫下降時就寢。

就睡眠的觀點來看，夜型人比較有彈性，結果早上就容易賴床。相反的，早型人自我節律强固，即使晚睡，早上也在相同的時刻起床。可以說早型人意志堅强，卻缺乏通融性。

夜型人會不會有時差遲鈍

早型人即使稍晚就寢，起床時間也大致固定，所以太晚睡會使身體不適。

若不了解自己是早型人或夜型人，就無法提升工作效率。有些人早上引擎發不動，下午開始工作就可以劈哩啪啦的一口氣做完。這種夜型人工作效率的高峰出現在下午，這是因爲體溫上昇的頂點位置（高峰時間）比早型人更遲之故。

此外，關於性格的差異，從數項研究中可推定早型人比較內向，夜型人比較外向。

當然，個人差異是每人不同的，但若了解這些原則，則決定職業時，工作的調配轉換，便可選擇可發揮自己能力的部份。

例如，與早起的鳥差距大的貓頭鷹型，可選彈性上班制的分司，在午後情況比較好時工作，雲雀型的人則比較適合公家機構。

若是了解自己一天的節律，知道何時爲頂點，即可把重要的工作安排在頂點，也可控制自己該何時增加馬力。

反過來說，若從事的工作與自己的波長不合，就無法提升實效。在考試時代，睡眼惺忪的坐在桌前，卻一個字也讀不下去的痛苦經驗，是不少人都有的。

爲了緩和都會圈的通勤煉獄，實施彈性上班與高峰迴避上班已是第二年。一九九二年經過東京站收票口的人，高峰時爲五分鐘七千人，因於此項運動的引進，已減少爲六千人。

據說東京圈主要區間的擁擠仍高達二〇〇%，至少要減至身體即使相碰，但仍可看報的一八〇%。本來是爲了減少擁擠才採取彈性上班制，但若考慮人的節律，實應更積極的加以爭取。

最近，便利商店、醫院、工廠的輪班制已形成了問題。此與個人的適應性有很大的關係。不論是否安全，若無法適應深夜的勤務，就沒有任何的意義。那麼，何種人適合輪班工作呢？

適應的因素，分成內在因素與外在因素，前者最重要的是概日性節律。對於一個生活節律十分規則的人而言，是無法適應概日性節律的混亂及變更的，容易產生心理、社會的壓力而受不了輪班工作。

換言之，早型人擁有强固的自我節律，不能對應時間的變化，不適合輪班制，因此適合公家固定形態的工作。

此外，早型人也因爲自己的體內時鐘有規律而不適合時差大的海外旅行，對旅行社的工作最好能敬而遠之。

一九八三年，石原等人也提出夜型人適合輪班工作的報告。

因爲夜型人保持的是自由持續的節律，又具有彈性。也許，他們都具有不被社會性同步因子所拘束的「能力」。而且，夜型人能及早適應時差遲鈍。換成另一種說法，就是沒有主體性的人容易適應外在因素，不過，這樣說可能讓夜型人覺得不好受。

下午之後工作才上軌道

氣氛與意欲的節律

為什麼早上再讀一次的情書會令自己難為情

每個人都或多或少有過寫情書的經驗。夜晚，自己一人獨對書桌，信紙上全部是對愛人纏綿愛慕的心情，並自以爲是曠世奇文，等第二天早上再讀一次，卻因爲難爲情而不想投寄，然後把它撕毀扔掉。

這種連自己都覺得臉紅的文字，爲什麼晚上卻可毫不在乎的寫下來呢？這是因爲不單是人，連動物到了晚上身心都處於一種亢奮狀態，故而使情緒高揚。

所以，這個時候所寫的情書，是將熱情全部宣洩而出的，故可令對方極爲感動。可是，一到早上，從興奮狀態冷卻下來之後再讀一遍，就會覺得難爲情了。所以，想表示熱情時，應趁夜寫好立刻投寄。

有關情書的問題便到此爲止。很明顯的，人的情緒是有節律的。人並不是二十四小時都維持亢奮狀態。晝與夜的情緒與意欲，都刻畫著不同的節律。

一個聰明的人即使不知道所謂的節律，也可以體驗出人在各種場合中情緒是會轉換的，並依本能的動物性直覺將「時間」放入視野中以推展一切事物。

例如，造訪對方的家或打電話時不選深夜的時間帶。而且，中午時用餐的時間帶也不打重要電話。尤其進行談判的時候，爲了讓情況朝對自己有利的一方展開，時機是非常重要的。若想得到不摻雜感情的冷靜判斷，上午之前是很重要的時機，若要訴諸對方的情感則要選擇傍晚，甚至於晚上。

抽象的情緒與意欲要用數字來表示是一件很困難的事。不過一九六一年漢普曾以四千名健康者爲對象，進行關於氣氛與意欲的調查，並提出其日內節律的觀察結果。

據此，則情緒、意欲較高的早型人佔全體的百分之十八，其中傾向特强的人佔百分之五。相反的，夜型的則是其兩倍之百分之三十四，其傾向强烈者佔百分之十四。可是，剩下的百分之四十八，卻沒有節律存在。

但不論如何，多數人的夜晚情緒比較亢奮，因此，可將此種節律運用於工作或私人層面。

節律不平衡會陷入憂鬱

漢普的研究以健康者爲對象，但我們的情緒節律，可從對病人的觀察中更清楚的了解。

憂鬱症的患者即是一例。憂鬱症的患者往往上午前意欲降低不想做任何事，沈悶得幾乎要自殺，一到傍晚就開始眼睛發亮，恢復活潑的身心活動。幾乎百分之七十至八十的人都屬於此種模式。

爲什麼憂鬱症患者會產生此種節律呢？可能有數種假說可以考慮。

①概日性節律的差距……我們生下來便具有約二十四小時的概日性節律，或許其周期的長度出現了差距。

②同步脱離假說……我們必須使概日性節律與外界的同步因子同步才能生活下去。而

同步的能力是有個人差異的。若概日性節律過於强固，即很難適應社會性環境變化。便很容易因時差遲鈍而苦惱。

下面則對此種同步脫離假說進行專門性的説明，可以推測我們的生理時鐘有兩個振幅不同的鐘擺。在第一章時曾經提過，一個是支配快速眼動睡眠、體溫、可體松之分泌的内因性的「强鐘擺」，另一個則是支配睡眠、覺醒週期，受環境刺激影響的「弱鐘擺」。

一般而言，兩個鐘擺以相同的週期且同步形成二十四小時的活體節律，可是這些鐘擺的週期會慢慢出現差異。這種狀況就稱之爲活體節律的内在同步脫離。而不同週期的兩個節律會互相干擾並以趨協調。此種現象稱爲「差拍現象」。

一九六八年明尼蘇達大學的哈爾巴克，便以差拍現象説明躁狀態與鬱狀態的週期性重複。這是因爲内因性自由持續的活體節律，及以二十四小時週期持續同步的節律，出現了差拍現象，因而發生週期性的躁狀態與鬱狀態。

不論如何，我們的心情被銘印在體内的生理時鐘微妙鐘擺的振動所左右。我們常聽説「某人的情感起伏激烈」「某人很情緒化」，但若日常生活中没有遭遇危機而有此種評論的人，表示其生理時鐘的鐘擺週期出現差異，使節律失調。

工作從午後才發動引擎

我們已經知道情緒是有節律的，那麼，我們的意欲應該也有節律。

有些人總是說：「上午都沒有力氣，所以不能提升工作效率。」事實上，很少有人從一大早開始就可以順利完成工作，一般而言，在中午之前工作的能力是無法提升的。

有關此種作業能力的實驗，已經在十九世紀末由德列斯萊提出報告。實驗的內容則是能夠多快及正確的按下摩爾斯訊號發送機的鍵。

從早上八點至下午六點，以兩小時爲一區隔進行實驗，速度最慢的是早上八點，然後速度漸漸提高，至傍晚四點達到高峰，六點左右又慢慢下降。

此外，德國的克萊特曼也就智能測驗及對事物的反應時間進行實驗，並提出結果大約相同的報告。他讓對象進行單純的乘算或號碼的傳抄及分類卡片的實驗，在二十日之中進行十次，並調查速度與正確度（圖—10）。結果剛起床後最低，中午後速度與正確度增加，午後達到最高，然後慢慢降落，至就寢前最低。然後，由於反覆數次實驗，得到練習

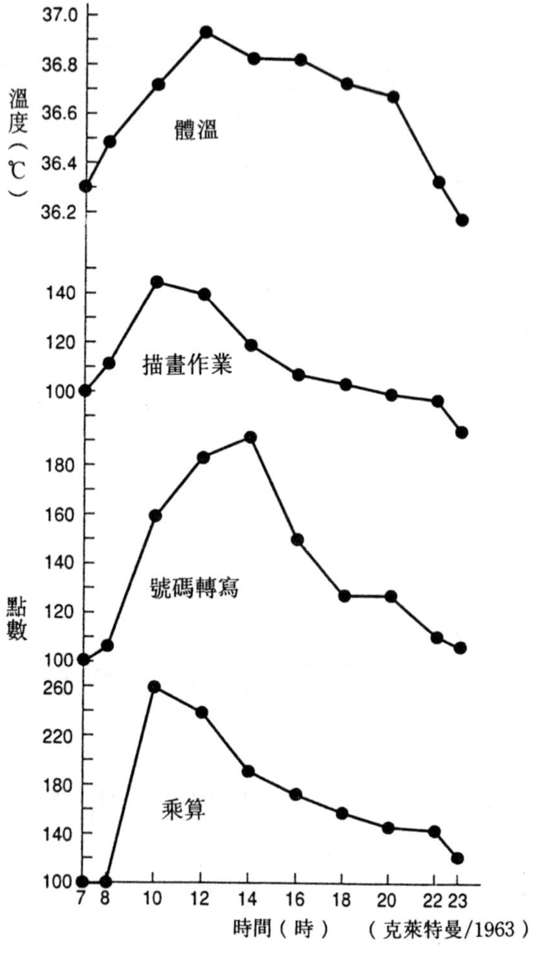

圖－10　體溫與作業能力的24小時節律

在20日之中各進行10次的各種作業，其平均值的表示。

效果，而使速度加快，提高全體成績。可是，全體的節律曲線的形態，換言之，效率的時間經過不變。

從德列斯萊及克萊特曼的實驗看來，人的作業能力以起床後及就寢前最差。換言之，意欲也有明確的節律，並反映在工作效率上，於是，不論質量皆在一日之中形成振幅大的節律。

此種作業能力與疲勞有表裡關係。因爲疲勞效率當然降低，因此需要適當休息，若從休息來判斷，則疲勞度的高峰一般出現在早上及就寢。從這項事實可以知道，上午較早的時間，不容易有積極工作的意願。而午後疲勞已消失，故而有意欲產生。

若考慮意欲及疲勞度的節律，則效率不高的上午，先做輕微的暖身運動，等午後才盡全力的工作。此外，加班時的工作若能將質量都朝向收束方面，則可比較提高工作效率。

早上的會議是賠了夫人又折兵

前一天晚上才睡飽，結果疲勞度卻以上午較早的時間帶最高，或許有人聽了會覺得不可思議。若以時間的流程來考慮，才剛剛休息過，應該不會疲倦才對。疲勞度不因時間而消失則與內因性的節律有關。

而且，這種內因性節律的個人差異很大，故有「早型人」與「夜型人」的分別。此種活體節律的差異，如前所述，與作業效率有很大的關係。早型人的節律比較固定，意欲與疲勞度都在一定的時間迎接高峰，而夜型人的高峰時間則出現較晚，而高峰時間的長度也有很大的差異。

但是，這項事實卻容易在社會生活之中受到忽略。最近，公司的調職也導入了社會的性格檢查，先調查其適性之後才進行人事異動。隨著活體節律之概念的普及，考慮個人節律，使其能力做最大限度之發揮的人事及勞務管理，在可預期的將來，必然會出現。

此外，一大早開會的時候，因爲正好是人最疲倦的時間帶，意欲無法產生，故而無法出現活潑的討論。也不能出現好的構想，反而造成時間的浪費，結果賠了夫人又折兵。

若要使會議毫無滯礙的進行，或是依規定進行，逃避責任的會議，則早上舉行較佳。若是要求個人之獨創與構想，還是在意欲高揚、精神亢奮的傍晚舉行較能夠議論百出，得到最佳效果。

早上喝酒與晚上喝酒情況不同

—酒精與節律—

為什麼早上喝酒對身體不好

泡溫泉的時候，常常可以看到有人從早上就開始喝酒。明明知道早上喝酒不好，但對愛好杯中物的癮君子而言，泡過溫泉的早上，酒的滋味更是特別的好。早上喝酒，真的對身體不好嗎？此種研究不只在日本，各國也都在進行著，一九七四年，萊因巴克進行了如下的實驗，提出有關酒精之感受性節律與活體節律之關聯的報告。

他分別讓六名健康的人，在早上七時、上午十一時、下午七時、下午十一時喝一定量的酒，然後測量血中酒精濃度用多少時間達到最高值。

結果血中酒精濃度最快達到最高值的是早上飲酒；反過來說，濃度慢慢升高的則是午夜前半。接著是飲酒後的酩酊度，結果，午夜前半的酩酊度最高，而夜間飲酒則因濃度慢慢上升之故，可以很舒服的微醺。這一點或許與排泄的遲速有關。

而其他的實驗也一樣，同量的酒，分別於早上九時及晚上九時喝下，並測定血液中酒精濃度的上升，很明顯的早上喝酒時會急速上升，容易達到中毒域，與先前的報告一致。因此發現酒精的吸收、排泄及酩酊度有明顯的概日性節律。

有人說早上喝酒不會醉。而喝不醉的酒對身體不好的理由在於容易不知不覺的增加酒量。因養育子女的困擾及對丈夫不滿之故而在廚房中酗酒的主婦，已經成爲一大問題，尤其是白天喝的酒無法有較長的酩酊狀態，容易反覆持續喝酒，使酒量增多，最後成了酒精中毒而傷害身體。

傍晚進入掛著紅燈籠的小酒舖喝酒時，酒精的吸收與排泄速度皆慢，故酩酊度高，並可將酒醉狀態延長，一直維持愉快的心情。因此，酒量不會喝多，對身體與家計也不會有不良影響。

酒精類之自動販賣機的是非一直被議論紛紛。販賣機的銷售額高達全部銷售額的百分之五。國稅局爲了防止青少年飲酒曾想加以反對，卻因忽略一般「飲」君子之意向，而受到强烈反彈。可是自動販賣使得一般人養成白天也站在街角飲酒的習慣，從節律的觀點來看，並不是一件理想的事。

下面介紹哈爾巴克以鼷鼠進行的實驗（一九五九年）。若給鼷鼠一定量的酒精，對夜行性的鼷鼠而言，血中酒精濃度最高的是活動較爲活潑的夜間。

對人類而言，也就是白天的時間。且在以D—D條件（恒常暗）的條件下投與，則發現酒精的血中濃度與毒性有概日性節律。也就是毒性最低的是D（暗期）的末期至L（明期）的前半，對人類而言，也就是傍晚至晚上的時間。

若調查D期之條件下與L期之條件下，酒精中毒的致死率，則D期的評價斷然不佳，且相差有七倍之多。這表示對老鼠而言，早上喝酒對身體也不好。

中午工作中飲酒容易犯錯

白天一邊工作一邊飲酒的人應不多見，但最近有許多商界人士喜歡用商業午餐一邊談公事。在這種情況下想喝杯啤酒也是人情之常。可是，白天喝酒與晚上喝酒的心理效果是完全不同的。

讓同一個人分別在晚上及白天喝酒，且在血中酒精濃度達一定數值之後進行心理測試，結果發現白天喝酒的認知能力明顯降低了。當然，在商業午餐中一邊喝啤酒一邊談事，不容易有正確的判斷，容易犯錯。

我們常常看見美國、歐洲的商人，白天一邊飲酒而又精力充沛的進行交易，但我絕不鼓勵日本人白天喝酒。因爲日本人體內分解酒精的酵素較少，甚至缺損的人不在少數。正因東方人缺少此種酵素的人多，有不少人有所謂的東方紅，一喝酒就面紅耳赤。

而外國人「鯨吞牛飲」的不少，其喝酒量十分驚人。可能是體格上的差異之故，體內所含之解酒酵素多，排泄能力好，不容易酒醉。諷刺的是，也因此容易引起酒精中毒的現象。

美國著名的專欄作家鮑伯·格林曾在『商業午餐』一文中說道：「商業午餐，使商業及午餐兩者皆爲不美。」

或許，這就是白天喝酒所造成的。

酒精是使活體節律混亂的「惡藥」

酒精與我們的運動之間又有何關聯呢？相信大家都有喝醉酒搖晃著走路的經驗。

酒精會使活體節律失調，已從衆多的實驗中可以証明。

例如，棲息在沙灘上等足目的水蚤捕捉後放在水槽中飼養。水蚤在活潑的游泳之後會有休息的時期，其游泳的活動具有二十四小時節律。若在水槽中滴入酒精使濃度增加百分之一，則水蚤之內因性週期的比例會成正比的增加。也就是說，若水蚤陷入酩酊狀態，其活體節律將大於二十四小時。

紅花四季豆的葉子與光的明暗週期同步，並以二十四小時的週期進行開閉運動。若給葉子接受兩小時的揮發酒精，則因投與時間的不同，在L－L的條件之下，節律的位相會前進或後退，發生葉子之開闔提早或延後的現象。這表示酒精對植物的活體時鐘產生了影響，並使周期加長。這項原理被運用於抽出植物的各種成份。

同樣的，對人類而言，則因不同的飲用法，會對身體產生障礙。雖說「酒爲百藥之長」，方法若是不對，也會成爲「惡藥之長」。

若長期對老鼠投與酒精，則其進食之飲食節律會出現偏差，使維持生命極爲重要的可體松分泌亢進，造成分泌的節律及體溫節律消失。慢性酒精中毒的人也會出現相同的症狀。

此外，男性荷爾蒙之雄激素之分泌的概日性節律，以早上六時爲高峰，傍晚七時爲低谷，可是，慢性酒精中毒症的男性，此種分泌節律會消失而變成陽萎。

從實驗來看，給家鼠連續投與酒精，則體溫的節律會消失，對生命的維持產生重要影響。另外，根據報告，酒精中毒之患者憂鬱症的發病率高。更可証明酒精對活體節律的影響。

晚餐的飲食可以成為心臟疾病的預防藥

按照前面的説法，酒似乎「有百害而無一利」，但若飲用的量及時間正確，則可成爲消解壓力的良藥。

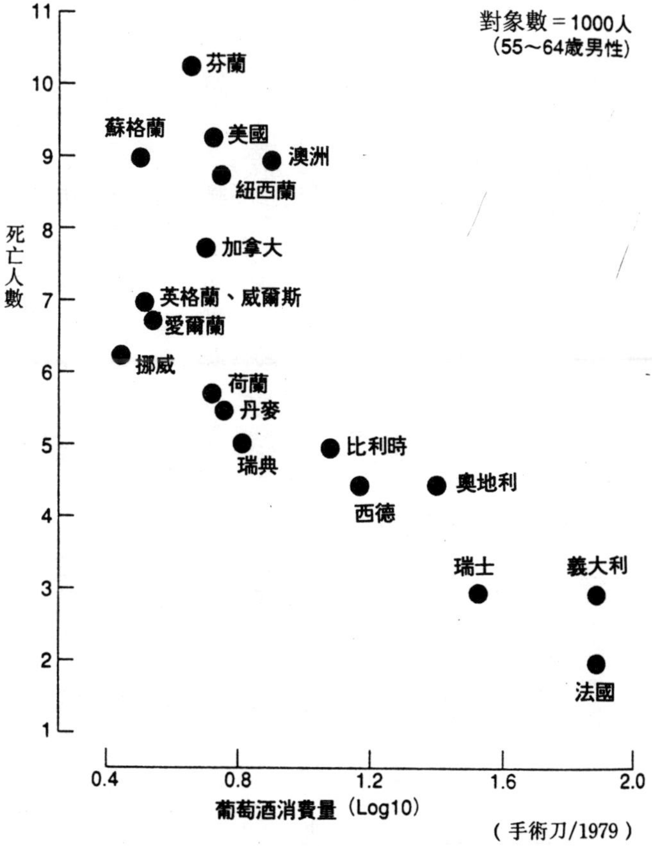

圖－11　葡萄酒與缺血性心臟病之死亡率

一九九四年八月，英國著名的醫學雜誌『手術刀（Lancet）』，發表了荷蘭亨德利斯的一篇論文，內容是晚餐時適量的酒對心臟疾病的預防具有極大的功效。在過去「葡萄酒的消費量與心肌梗塞等心臟疾病的死亡率呈現反比的關係」，就一直是個引人矚目的話題（圖—11）。換言之，葡萄酒消費量多的法國、義大利、德國等地之人因心肌梗塞而造成之死亡率低，蘇格蘭、美國等消費量少的國家死亡率高。

尤其是紅葡萄酒等釀造酒又更優於蘇格蘭威士忌等蒸餾酒，因爲其中含有一種稱爲aromatic的芳香劑，特別對心臟疾病有預防效果。可是亨德利斯這次所提出的並不是量的問題，而是飲用的時間，這是劃時代的一種看法。

我們晚餐時食用的豬排、牛排等的脂肪會引起的動脈硬化，是心肌梗塞等冠狀動脈疾病的造成原因。爲了加以預防，晚餐時適量的酒是極有效果的。因爲酒有溶解血栓之纖維素的功效，而且，最能發揮效力的是晚上。

心肌梗塞、腦梗塞等血栓所造成之疾病，多在天亮時發病，因爲此時動脈最容易出現血栓。可是，若在晚餐時喝一點酒，則酒會在夜晚至早上的時間帶刺激纖維素溶解機能，使之發揮作用，可有預防血栓和積極溶解血栓的功效。

他也曾做過下面的實驗。讓八名中年男性，其中四名晚餐喝葡萄酒或啤酒，另一組的四人則只喝礦泉水，血栓溶解物質（ｔＰＡ）上升的是喝酒的一組，礦泉水的一組並没有此種物質增加的發現。

因此証明酒類有預防心臟病的功效。但只限於晚餐時適量飲用。所以，要獲得預防藥的效果，「處方」一定要適當。

利用節律減肥

——胃腸的節律——

潰瘍是晚上形成的

現代人因爲壓力、飲酒過量或其他原因，許多人都因胃潰瘍等消化系統的疾病而困擾。

食物是藉由胃、十二指腸中的消化酶分解之後在腸内被吸收，此種消化酶的活性，也具有一日節律。當然，也有因食物造成的二次性節律，此外，即使不吃任何食物，我們的腸胃一樣有二十四小時内因性節律。

例如，唾液中所含之蛋白質與鉀增多是下午三時。而胃液分泌最活潑的是傍晚，也就是傍晚五點至深夜三時，而其高峰則是夜晚八時。所以「潰瘍是晚上造成的」。對胃粘膜的攻擊因子，會在這個時間帶内增高，此時若防禦因子降低，就會形成潰瘍。所以，最重要的是配合消化系統機能的節律，晚上睡覺前服用抗潰瘍藥。

在壓力大的現代要多攝取蛋白質

有時候我們會在街上聽到這樣的對話：「因爲蛋白質不夠的關係，覺得有點疲倦。」我們並不清楚說這句話的人究竟了不了解蛋白質與疲勞的關係，但是，這是正確的。

健康的人血液中蛋白質的代謝是有節律的，若改變飲食的方法，其日内節律也會隨之變動。假定相同的飲食量分一日四次進行。又日夜顛倒或不睡覺而進食，再加上心理壓力，則血中蛋白質的消耗量會增加十至二十％之多。

這種情況表示，不規則的生活與睡眠不足以及壓力增多的人需要更多蛋白質。活在壓力社會的現代人，要比活在優閒時代或優閒地區的人，多百分之二十的蛋白質補充量。

了解節律可以預防肥胖

不只年輕女性，男性到了中年也要開始擔心肥胖，肥胖的判定，是捏住上臂背部與肩胛骨下方的皮下脂肪然後測定其厚度。以男性而言，兩者在四十厘米，女性在五十厘米以上即稱爲肥胖。

此外，也可以用身高與體重來測量肥胖度。在日本，被判定爲肥胖的男性成人，約佔全部的百分之十，四、五十歲層的女性則約百分之二十。

日本的成人每人每日所需營養的平均，大約是二千仟卡。而我們的社會因爲機械化之故而減少肉體勞動，使得能源的消費量也減低了。

此外，飲食生活的歐美化使美食增多了，其中百分之六十以上的成人超過平均營養的需要量，這就是肥胖的原因。肥胖是美容的大敵，更與成人病有密切關係，消除肥胖既是長壽的秘訣，那就是一個大問題。

那麼，該如何消除肥胖呢？那就是選擇最適合活體節律的時機進餐。從胃腸吸收消化的節律來看，早晨的吸收效率最好，所以，早上要多吃良質的東西。但不論在美國或日本，早餐永遠是隨便解決的，佔一日飲食總量的六十～七十％都集中晚餐。

必須胺基酸是構成體內蛋白質不可或缺的一項營養素，但是血中胺基酸的濃度，並不是決定於攝取的量，而是攝取的時間。

千萬別忽視早餐，最重要的是將一日的總能量平均的分成三次攝取。晚餐吃得很豐盛又再加上消夜，在飯後不需消耗能量的時機內進食，當然會造成肥胖。進餐後使用能量，消耗能量之後再進食的節律是十分重要的。那些抱怨「一吃下去就胖」的人，都是不考慮節律而進行所造成。

反過來說，維持著理想的節律而進食的人，根本不會有肥胖的困擾。

再以老鼠進行實驗。老鼠是夜行性動物，多半在夜裡進食，若白天餵食，則其消化吸收及代謝的節律都會轉成日行性的節律。但是，體溫節律與睡眠節律仍然不變，頑固的遵守夜行性節律，可是，體內的節律會偏差而造成同步脱離。

人類也一樣的會有同步脱離的現象出現，因此，在其他活體節律可保平衡的時間帶內進食，才是維持活體節律正常的重要因素。

此外，在同步因子的實驗上，母親的節律也會決定乳幼兒的節律，將剛生下的小家鼠與母鼠分開，讓節律相反的母鼠撫育小幼鼠，結果，幼鼠的節律開始失調，最後同步於撫育的母鼠。

換言之，「養育之恩大於生身之恩」。人類也是一樣。母親的節律，例如飲食的時機，假若母親本身生活不規則，連孩子的節律也會失調，引起同步脱離。

若是出現同步脱離，根據心理學家長期的觀察指出，可能對情緒及發育產生不良影響。所謂的「母子相連」，就連在活體節律方面都非常穩固。

規律飲食重要的理由

前面也說過，高橋（清）曾發現若晚上不餵食老鼠只在白天餵，則副腎皮質荷爾蒙的分泌高峰會向前移動二～三小時。

在不到兩個星期的時間內，消化酶的分泌也隨之於日間升高。而且，餵食前一小時開始，此種酶的活性會急速上升。換言之，一接近餵食的時間，就開始出現分泌消化酶的預知反應。

一般的母親都會警告孩子「飲食一定要規律」。這是一項自古傳承而得的智慧。有了規律的飲食，則消化酶會經常顯示預知反應，即可形成效率較高的消化與吸收節律。

至於長久從事深夜勞動的人，則由於形成了適應新生活的節律，所以消化、吸收不會有任何問題。會產生問題的則是原本從事白天勤務的人突然調到晚上來。由於新節律的形成需要數日，在這之間就會有節律的同步脫離發生，使身體的狀況不佳。

當因爲工作的配合需改變生活模式時，最重要的是要將模式持續下去。

美麗的肌膚是夜晚時形成的

細胞分裂與節律

女性細心照顧皮膚是有充分理由的

女性在晚上睡眠之前，都要在臉上塗化妝水或乳液。很多人懷疑，這樣每天在鏡子前面保護皮膚究竟有沒有效果。可是，從細胞分裂的節律來看，睡覺前保養皮膚是極爲合理的。

我們是由龐大面積的肌膚所覆蓋的生物。活體是由各種臟器與組織所構成，所有的組織又都由細胞所構成。而皮膚本身就是一種臟器，再加上這一部份的細胞經常會和外界接觸，重複的脫落與再生以維持生命。

尤其皮膚、毛髮、舌頭的粘膜細胞，由於平時必須與外界接觸之故，所以損傷激烈，再生也十分的活絡，是觀察概日性節律最顯著的部位。

那麼，進行再生的時間又是爲何呢？大約是午夜零時至四時，與睡眠深度的深沈時間帶一致。所以細胞分裂之節律的高峰是剛入睡的時候。

所以，睡前的皮膚保養正好可以在細胞分裂最旺盛的時間帶補充營養，可以有非常大的效果。

此外，睡眠不足時妝不容易上好，化妝品明顯的與臉部分離。「睡眠不足對皮膚不好」不是只出現在女性身上而已。對生活不規律使皮膚粗糙的男性也是一樣，這是忽視細胞分裂節律所必須付出的代價。

細胞分裂的節律因器官而異

這種細胞分裂並不是同時一起進行的。細胞分裂的節律會因各組織、臟器之不同，使時間帶有微妙的差距，而就整體來說，可因此保持調和。

爲什麼會有這樣的狀態出現呢？從效率的層面來看，體內器官最好同時產生細胞分裂。可是，若活體發生某些不適合或時機不對，則全身細胞一起中止的危險性必然會出現。所以，各個器官在不同的時間帶內，以本有的週期產生細胞分裂，是一種分散風險的方法。

例如，肝臟細胞分裂的高峰是深夜零時至一時。此與分泌荷爾蒙之副腎的分泌腺有關。此外，骨髓是以晚上九時爲高峰，角膜的高峰則是晚上十時，低谷則是白天十時。

作爲生命體基本結構的細胞及其中的細胞核與微體，都有細胞分裂的節律。被稱爲DNA（去氧核醣核酸）及RNA（核醣核酸）的細胞內高分子物質是負責傳遞遺傳情報或控制組織之蛋白質的生成，這些合成的週期也有自己的週期。

以下是我們對肝細胞的檢討，DNA或RNA的合成節律是以山型爲結構，每一週期爲八小時，可是兩者在時間上有數小時的差距。我們體內的每一個組織與臟器，爲了迴避風險及維持基本生命，都以位相的差距來營造節律，再加上活體圓滑機能的發揮，這是最自然且效率最好的一種結構。

半夜時蛀牙最痛

—感受性的節律—

值班醫生容易在剛睡時被叫醒

有時我們只是輕微擦傷便覺得疼痛不已，有時傷口已有鮮血滲出卻不感疼痛，之後才發現自己受傷了。

這正表示我們對疼痛的感覺，因時間與狀況而有所不同，與活體節律有密切關係。人類對疼痛的感覺最敏感是半夜。白天不覺疼痛的蛀牙半夜卻痛得無法入眠的原因亦即在此。

在醫院中值班的醫生，年輕時一個月總要值班四、五次。當工作告一段落之後就寢，往往不久就被護士叫醒。而且大多在深夜十二時、一時之時。由於患者投訴强烈的疼痛，爲了止痛劑的處方才叫醒醫生。

剛入睡被叫醒的醫生總是會埋怨：「爲什麼不早說。」可是患者對痛的感覺是有節律，最高是在深夜十二時左右。

此時所開的止痛劑若不仔細處理，一定還會再被叫醒一次。因爲疼痛的感覺比日間强烈，假若投與量不增加，一定還會再被叫醒一次。反過來說，白天對疼痛的感受性較少，爲了減少副作用，最好能減少投與量。

一般而言，疼痛節律的高峰在深夜，不止疼痛的感受性有時間差，而成爲標的的臟器（Organ.target），其機能的時差及疼痛發生之背景因子的時差也有關係。因此，胃痛或痛風多半在凌晨，頭痛則是上午較早時刻，而牙痛則在半夜發生，疼痛的感覺時刻是有差距的。

換言之，天亮時胃的酸度最强，腳趾尖的溫度最低，而且由於關節液的量減少，所以尿酸結晶也沈澱於局部，使痛風的劇痛加劇。

感覺敏銳的疾病——阿狄森氏病

或許各位認爲聽見一般人聽不見的聲音，看見看不到的遠方影像是多了不起的一件事，但過度敏銳的感受性也是一種病。

實際上阿狄森氏病的患者感覺就特別敏銳。在一般情況下，人類聽覺的可聽範圍低音周波是五十，高音周波是一萬五千，轟隆隆的遠方雷聲是一萬五千周波。而得到阿狄森氏病的人，低音與高音遠超過此項領域時，也可聽得很清楚。

阿狄森氏病是腦下垂體之異常，導致副腎皮質荷爾蒙分泌的異常降低所引起的病症。一九六二年，漢金醫生曾對此種疾病的患者進行一連串詳細的觀察、實驗。

在味覺測試上，將慢慢加濃溶有甜味或酸味的蒸餾水滴在舌尖，藉著不同濃度的甜味、酸味以測試味覺的感受性，測試結果，阿狄森氏病的患者，比一般人敏感一五〇倍。

可是，這種病症雖使感覺敏銳，但卻降低了對味覺與聲音的辨別能力。舉例來說，對聲音的感覺性高，卻不能分辨小提琴或中提琴的音色，或者對味覺微妙的差異或綜合的細膩判斷能力卻降低了。

治療方法是以藥物補足已降低之副腎皮質荷爾蒙中可體松的分泌。如此即使味覺和聽覺恢復正常。

那麼，爲什麼會使感受性敏銳呢？

這一點是使用貓進行動物實驗後才得以解開，使貓的可體松降低，產生與阿狄森氏病相同的情況後，發現神經刺激的傳達速度加快了。也就是說，加快了對聽覺及味覺等感覺器官的神經傳達速度。可是，另一方面，神經與神經之間神經突觸之接合組織間的傳達卻減緩了。

神經軸索部位的傳達速度加快，連接軸索之突觸的傳達卻減慢，這一點表示什麼呢？這表示對軸索傳遞情報的脈衝太快了，而原本衆多情報是以神經突觸爲統合媒介的，由於神經突觸傳達處理變慢，結果造成了情報的混亂。

美國曾進行過以一般人爲對象所進行之檢討神經傳達速度的臨床實驗。在這三天之中，每四小時調查味覺、嗅覺或聽覺一次，結果發現感覺最敏銳的時刻，以這三項來說，是凌晨三時。

巧妙的與可體松分泌最低的概日性節律一致。也就是說，可體松之值最低的時刻感覺最敏銳，數值升高則相對的鈍化。

原來造成感受性之時刻節律的主角就是可體松。

不考慮感受性節律的環境政策沒有任何意義

既然人類是以共同方式經營社會生活的，若忽略感受性的節律，則會在各種方面發生無法配合的情況。這種感受性的節律不只在醫療上，更要在我們四周的環境問題中加以考慮。

例如，公害防止對策。因爲人的感受性有節律，因此，活體對噪音所表達的反應並不相同。現在對於住宅區噪音的限制，白天在四十五分貝以下，夜間則在四十分貝以下，其實應考慮感受性節律的時間差而詳細規定。

以前曾發生過因爲鄰居的鋼琴聲太吵而殺害鄰人的鋼琴殺人事件。鋼琴、寵物的叫聲等鄰近噪音，白天不會使人在意，到了夜晚就成了不能忍受的噪音。

因噪音而形成的壓力，對健康所造成的影響比一般想像的更爲嚴重，並已從動物實驗中得到證實。

若給老鼠噪音刺激，則會提升體內的氧化反應，便容易因不安定而產生有害的氧分子活性氧（游離基），並傷害細胞，使動脈硬化更嚴重。也會大量消費副腎皮質荷爾蒙，減少維他命B_1、C等。

若給鼷鼠毫無意義的强烈噪音（稱爲白色噪音），在某些時間內不受干擾，而在某些情況下則會突然產生痙攣。鼷鼠是夜行性動物，生理時鐘和人正好相反，在白天休息期時聽到噪音會痙攣，夜晚的前半，也就是活動開始時，同樣的聲音也會引起痙攣。

現在，日本已全面都市化，到處是公寓等密集住宅。而且是二十四小時機能的社會。若不考慮狀況與時間性而規定噪音的一定容許範圍，必然無法在有限的時空間中生活，並造成對彼此身心的侵害。

據說，在先進國家之中，日本人對微小聲音的分辨能力最差。將各種周波數的聲音漸漸轉小以進行測試，法國人的感覺最敏銳，其次依序爲美國、英國、德國、俄國、日本位居極下位。隨著工業的發展、喧噪亦明顯增加，因而造成了麻木。事實上在這十多年中，以整個世界來說噪音能量增加爲一・八倍，而日本則增爲四倍。

對於噪音的問題，不只在醫療的部份，甚至在考慮環境問題、社會問題時，也必須將時間的概念納入視野。應該讓日本人再回到「風鈴之聲若聞詩」的境界——至少晚上應該如此。

食物覺得美味的時間

許多人總是抱怨：「早餐索然無味」。前面也曾說過，味覺的感受性與可體松的分泌量呈反比，所以覺得早餐不如晚餐美味是理所當然的。

由於概日性節律之故，我們可體松的分泌最多量，大約是天亮至中午之間，此時的味覺感受性降低。相反的可體松分泌最低的時間則是下午至傍晚，此時的味覺感受性最差。

我們傍晚由公司下班回家，即使不是超一流餐廳的香氣，僅僅路邊烤鳥攤香氣的引誘，就會使我們掀開門簾走進去，這可能是味覺及嗅覺的敏感時間結構所造成的。也就是說，因爲這是感覺食物最好吃的時間帶。

在一流法國餐廳中擔任飲料總管的人，是藉著味覺與嗅覺而工作的人。他們用敏銳的感覺品嚐葡萄酒的香氣，並成爲我們的顧問。歐洲人對產地、土質及品種不同而生產的各種酒類，有著更深一層的味覺講究。

釀造葡萄酒的發祥地是希臘，在這裡被稱爲「Reitsina」的白葡萄酒已具有三千年的歷史。每一個對酒頗有造詣的人都知道，其獨特的清涼感是加入松脂之後所釀造才被人所重視。若飲料總管忽略感受性的時間差而在上午「品酒」，是無法完成一流的工作的。

此外，香水中的調香師也一樣。依靠嗅覺的工作，必須在嗅覺敏感且辨識能力高的下午時間帶工作，否則無法產生世界一流的香水。

有不少人喜歡在深夜聽音樂，深夜時可體松的分泌降低，可增加可聽範圍，但聲音的辨識能力反而降低了，因此，並不是一個適合聽音樂的時間帶。

年歲越大、時間越快

老化與節律

對身體有益的溫泉，使用不當反而危險

日本被稱爲火山列島，幾乎没有一個縣没有溫泉。或許因此，使得多數的日本人都喜歡溫泉。而「泡溫泉」更成爲消除身心疲勞的無上好藥。

可是，溫泉並不是萬靈丹，更有一項極引人矚目的資料顯示，溫泉不能夠説泡就泡。日本三大溫泉之一的草津溫泉，附近的醫院有許多腦栓塞或心肌梗塞的病人。

這些人的年齡壓倒性的以六十歲以上的高齡者爲多。爲什麼在溫泉地中的老人的腦栓塞及心肌梗塞容易發症呢？

這些疾病都是流向腦及心臟的養分血管產生血栓所引起的。血栓是血液粘稠度，也就

是血液黏性增强，使血液的流通不良所造成。

這和溫泉又有什麼關係呢？白倉先生曾計對同一個人，在同溫度的溫泉洗浴時，血液的濃稠度進行觀察。結果發現，溫泉浴之後，第二天的血液粘稠度明顯升高。

此外，更進一步的檢討浴盆溫度對人體的影響。若分別將浸泡於四十二度及四十七度之溫泉的人的血液進行比較，發現四十七度熱水時，ＰＡＩ——１的值明顯升高。

ＰＡＩ——１表示的是抑制纖維素溶解的力量，是一種會阻礙血液中溶解纖維素之酶活性化的ｔＰＡ作用的物質。說得更簡單一點，泡熱溫泉時，溶解血栓之物質ｔＰＡ因受ＰＡＩ——１之阻力而減弱，故而造成並加重血栓的情況。

而且，與淡水浴相比，溫泉的水溫更高，使血壓更容易下降，這一點已從實驗中得到證實。因此，溫泉地的熱溫泉不只會使血液濃縮，由於血壓比以往更低之故，會使血液流通不良，容易造成血栓。

再加上還有浸泡在熱水中，會使血栓溶解之作用鈍化的不良條件。

因此，不限於溫泉，高齡者在入浴時死亡的事件層出不窮。這是一種概年節律，每年各月平均氣溫變化的曲線，與入浴中死亡事件的件數，就好比照鏡子一樣，像是另一條映在鏡中的反比曲線。

換言之，氣溫較低的十二月及一月的死亡人數，是七月、八月時的七倍。因爲冬天容易長時間浸泡在高溫的水中，因而產生脱水，使血液的濃縮加强所造成。

此種死亡的節律與血壓的概年節律有密切的關係。也就是説血壓會因冬天寒冷時期血管的收縮而上升，而導致這個季節中入浴事故明顯的增加。老人多半喜歡浸泡在熱水之中。可是，年長者體內的細胞成分本身已有脱水現象，泡溫泉會使水分的喪失更形嚴重，終於產生了血液濃縮，使血液的黏稠度上升。

在溫泉地中老人容易因血栓而造成心肌梗塞或腦栓塞的理由即在於此。泡溫泉古來即被稱爲溫泉療養，對身體是有好處的，但老人則需留意以下情況。

①水不要太熱。

②一天的次數不可多。晚上不要泡太晚。

③因高血壓而服降壓藥的人，爲免血壓過度降低，應減少藥量。

④因溫泉所失去的水分，應利用傍晚至夜晚的時間喝一大杯來補足。

只要留意以上事項，即可在溫泉地迎接清朗的早晨。

壽命決定於遺傳子

人老了，身體的機能與容貌皆會衰退，若站在節律的觀點來看，則老化又是什麼呢？老化是從細胞的層級開始的。漸漸的由細胞的層級轉爲身體組織的老化，接著進展的器官、臟器的老化，最後是個體本身的老化。

可是，根據最近的研究得知，老化現象可以追溯更微小的層級，細胞並不是第一層。那就是遺傳因子的老化。遺傳因子的老化與細胞的老化，都在個體的老化中扮演重要角色。

根據美國哈雷及克萊德的研究，包括酵母菌、蒼蠅及人在內的一切生物，其個體之遺傳基因的染色體末端，有著反覆相同配列的部份。此種遺傳因子的重複結構＝連續部份端粒（telomere）。

端粒的結構，也就是遺傳因子的連續部份，會隨細胞的分裂而逐漸縮短。假定遺傳因子重複的次數爲一百次，則每次細胞分裂會漸漸減爲九十九次、九十八次，最後終於失去。這就是細胞的死亡。

此種端粒重複結構的長度，成爲遺傳因子的砂漏。總之，以端粒重複結構之縮短作爲計時之用的遺傳因子時鐘，可能是造成老化的直接原因，也可以說遺傳因子時鐘決定了生命體的壽命。

此外，遺傳因子也具備了設計圖，並形成了每一個細胞，隨著產生細胞能量之腺粒體之遺傳因子的老化，設計圖可能出現變型而造成細胞老化。

由於腺粒體的作用是使用氧而製造能量，故而容易老化。再加上腺粒體之遺傳因子損壞時加以修復的結構並不充分，結果又促進了端粒結構的縮短，成爲不完全遺傳因子，終使細胞死滅。

這種細胞的老化，若加上個體老化，可能產生因受傷之遺傳因子修復機構不完整所引發之細胞癌化的過程。結果，很可能因細胞染色體之遺傳因子序列的不安定，造成真正的癌症。

就這樣，地球上的生命體，包括人類在內，藉著每一個細胞的遺傳因子及其結構上重複的節律，左右著我們的生死關鍵。

年紀越長，時間流失越快

我們知道遺傳因子端粒結構的縮短，以及腺粒體受傷會引起老化。那麼，這種情況下引起的老化，對我們的活體節律又有何影響呢？

「年紀大了，時間也變快了」——不止老人，大多數過了壯年期的人，都有這種感慨。總覺得不久前才撕下一張月曆，結果又過了一個月，才剛剛變冷，不久後又溫暖了，而每次迎接正月的時候，總是對日月的流逝感慨萬千。

其實這種感慨不單單是心理上的，我們藉著外在的因素每天調整時間，過著二十四小時概日性節律的生活。可是，活體因晝夜等同步因子的作用而不太容易產生變動，是生下來即具備的固定節律。

前面提過，這是一種自由持續節律，是比二十四小時稍長的二十五小時。

此種自由節律的週期，會因老化而縮短，可從各種資料中得到證實。

例如，長期對年輕鼷鼠與年長鼷鼠進行體溫及水或運動等行動的觀察，結果年長鼷鼠的自由持續週期縮短。換言之，歲月的流失，使一日的週期減短，也就是說，年歲的增加，使一日之週期減短，在觀念上所顯示的則是更緊湊的生活模式。

不過，高齡者的體溫節律本身尚能保持，但高峰期已轉爲早上，再調查血液、脈搏、呼吸的概日性節律，結果位相皆已有相當大的差距。

我們的活體節律不會因老化而消失。但位相多半會前進（高峰時間提早），或者活動與休息的振幅減少，慢慢成爲沒有變化的平坦曲線。根據醫學證實，因老化而失調的概日性節律要重新調整是極爲困難的。因此年老者不易從時差遲鈍中恢復。

對我們而言，老化不只代表精神上、肉體上的特性變化，也影響及身體的時間流動及活體節律的變化。

防止老化與活體節律

老化是任何人都會面臨的。是一個以死亡爲終點的過程，也是人人都想逃避，而又逃不開的事態。在老化程序不斷進展的人生中，如何能過得更有意義，其關鍵在於如何使活體節律不致紊亂，使生活更爲協調。

舉例來説，有研究報告指出限制能量的攝取，可使壽命延長。齧齒類的鼷鼠及家鼠等動物，會由於能量攝取的降低，使壽命延長三十～四十%。

前面也説過，只要在體溫下降期入眠即可熟睡。要使體溫與睡眠之節律同步，才可有好的睡眠品質。同樣的，順從飲食的節律攝取營養素才是最重要的。關於這一點，請容後敘述，在這個飽食的時代裡，避免吃得過多，使能量總量過剩，有效率的飲食，可使壽命延長十年以上。

另一種説法則認爲鋼琴演奏可以長壽。最近，法蘭克福的德國運動醫學協會與柯隆的腦科學研究共同提出了一篇報告，認爲手指的運動可使腦部血液的流動與代謝活潑化。即使只有簡單的手指運動，也比完全安靜時腦部的血液流量多五%～十五%。

人類的手指運動，與大約六十%的大腦表面積有密切關係。因此，彈鋼琴可相當廣範圍的刺激大腦領域，促進腦部的血液流動，使代謝更爲活潑。風靡一世的名鋼琴家居瑟金和霍洛維茲的長壽，或許正與此有密切關係。

像這樣，只要稍微留意人體的節律，即可防止老化，開啓了長壽之道，給予我們相當大的希望。另一方面，人類是一個被遺傳因子決定死亡的渺小存在。從遺傳因子到個人意識，每天都朝著死亡邁進，並在渴求生命的希冀下矛盾的生存著，或許正是人類的宿命。

生命體是一個步向死亡的程序，既然無法永生，但至少要有一個美好的人生。而要有充實的人生，就必須提高生命的品質（ＱＯＬ）。活體節律正是支持生命品質的重要因素。身體的機能若無法保持調和，並表現好的節律，必使每日的生活失去光輝。

以「日光浴」消解時差遲鈍

對準體內時鐘的時刻

時差遲鈍與節律

不論多精巧的時鐘，都有出現偏差的時候，我們的活體節律也一樣會出現偏差。最具代表性的例子，就是出國旅行中常常經驗的時差遲鈍。

時差遲鈍的正式名稱是時間區域變化症候群。主要的是以飛機急速移動至有四～五小時以上之距離的地區時所產生的症狀，一般通稱爲時差（Jet Lag）

這是我們體內時鐘的節律，無法與社會性、環境性的外在節律同步所引起，不只海外旅行，在企業、外交、軍事、運動等世界，甚至於我們的日常生活中，都產生很大的影響。對於此種時差遲鈍的研究，是從噴射客機發達，只要十小時即可橫越太平洋的一九五〇年代後半期開始。

時差遲鈍甚至於和美國大聯盟的獲勝機率有關。從美國東岸的紐約到西岸的洛杉磯有三小時的時差。紐約快了三小時。以紐約爲根據地的是洋基隊，以洛杉磯爲根據的則是道奇。棒球分爲地主隊及客隊，並在對方的球場進行比賽。

因此就有問題產生了，可能要從東海岸至西海岸或從西海岸到東海岸移動三小時的時差。根據休渥滋最近兩年的統計，洋基等東海岸的隊伍移動到西海岸比賽的獲勝率是五四%。相反的由西移向東的比賽，獲勝率則爲六七%。

顯然東西比賽的獲勝率有十三%的差距。對於每季要消化掉一百四十場比賽的大聯盟而言，十三％相當於二十場比賽的機率，可以說時差左右了比賽的結果。

因此，當美國西岸的隊伍遠征東岸時，據說下注的比例是二比一。

選手的情況不但因移動而疲倦，也因爲三小時的時差而有微妙差距。在洛杉磯晚上六時開始的比賽，從東海岸而來的選手們體內時鐘已然九時，於是比賽結束時等於午夜十二時，大腦與身體都已進入休息狀態。

此種時差遲鈍的狀況相當於微醺，即血中酒精濃度爲〇・〇九％的狀態，故而對事物的反應明顯遲鈍。而且，也相當於服用了五〇〇毫克巴比妥系精神安定劑，獲勝的機率當然減小。

「東遲西速」法則

以前曾主張，此種時差在奧運等國際比賽之中會形成很不利的條件。時差遲鈍會對人體各種機能的概日性節律造成影響，令瞬間的判斷力或狀況產生微妙的偏差。尤其在爭取千分之一秒差距的金牌與銀牌之間。

以前處理時差遲鈍多半憑藉教練的直覺與經驗，完全沒有一套科學的方法。日本開始認真研究時差遲鈍的契機，是由於在德黑蘭所舉辦的亞洲運動大會上的慘敗經驗。由於時差之故，選手體內的節律無法與外界同步，因此到達當地之後，疲勞與節律的偏差一直維持了數日，終於導致成績的不理想。

時差遲鈍症狀之中，最常見的是睡眠障礙及倦意。很多人都有在觀光巴士中睡覺，結果没看到許多名勝古蹟的經驗。接下來則是精神作業的能力降低，這一點往往在商界產生極大影響。而且，自己不能很清楚自覺，所以要特別小心。其他還有食慾不振、頭重感等，直接或間接對活動形成障礙。

此種的時差遲鈍一般而言，從西向東移動，要花比較久的調適時間。換言之，移動相同的時差，東方飛行比西方飛行的時差遲鈍症狀强烈，也需較久的時日恢復。也就是說，有「東遲西速」的法則性。

例如，經常需越過時差而工作的空姐。從日本到東方舊金山的飛向，自成田機場下午六時起飛的她，八小時到達目的地。此時的當地時間是上午九時，而她的體內時鐘則爲日本時間的上午兩時。可是，不論她多想睡，因爲當地正是白天的活動期，因此難以成眠。

時間	出發時間係數（Cd）	到達時間係數（Ca）
8：00—11：59	0	4
12：00—17：59	1	2
18：00—21：59	3	0
22：00—0：59	4	1
1：00—7：59	3	3

表－1　時間係數

由於生理時鐘無法適應激烈的時差，結果數日間都因睡意和倦怠而不適。

反過來說，向西方倫敦的飛行。假定中午由成田機場起飛，十三小時後到達倫敦。此時體內的時鐘是深夜一時，而當地時間是下午四時。即使想睡，只要稍微忍耐一下，先活動活動，然後早上一時上床，就等於在日本早上到中午的時間睡覺，只是稍微晚睡一點而已。也就是說向東方的飛行，我們的身體要適應正常的節律比較困難，而向西飛行就比較容易。

當然，這是因人而異，一般的時差在八小時以上時，節律的混亂比較嚴重，因此約在三日之內都會因强烈的時差遲鈍而困擾。約在第四日左右開始同步，然後慢慢在第十日或兩週的時間內逐漸完成同步。

若想迴避時差遲鈍，也就是所謂的同步範圍，一般大致是加減兩個小時，若以日本爲基點，西至印尼、東至澳洲的範圍內不會出現時差遲鈍。這也是新婚旅行最理想的距離。

國際民間航空機構（ICAO），爲了解除駕駛及空姐的時差遲鈍，訂出了以下的公式，以計算休息時間（R）。雖然並不是以旅行者爲對象，還是提供給大家作參考。

$$R=\frac{T/2+(Z-4)+Cd+Ca}{10}$$

公式中的T是飛行時間，Z是移動的時區數（經度十五度爲一個時區，世界分爲二十四時區，但是，四以下不算），Cd 表出發地的時間係數，Ca 表到達地點的時間係數（表－1）。以前面的例子來說，若正午由成田出發，到達倫敦的當地時間是十六時，T爲十三小時，Z是九，Cd是1，Ca是2。換言之，R爲一・四五，因此需一天又一小時的休息。

從公式中可以知道飛行時間越久，或深夜至凌晨出發的行程需要更多的休息。可是，這個公式並沒有考慮東西飛行方向的問題，因此，還是有節律上的問題。

團體旅行可及早治好時差遲鈍

我們所經驗的時差遲鈍，不是因爲生理時鐘的失調。而是太頑固的遵守自我時間所造成的現象。換言之，自己的生理時鐘與新環境的時間產生外在同步脫離的現象，這是原因之一。

脈搏、血壓，從尿中排泄的鈣容易適應外部環境，比較早與當地節律同步，可是體溫、可體松等內因性要素强，很難同步。這種體內節律之間，也就是內在同步的脫離，也會造成情緒及身體的失調。

以時差遲鈍造成的節律要復原，或稱爲再同步的同步率。若到東方旅行，脫同步的程度越强，越花時間，若到西方，則可較早完成同步。

向東飛行時，同步率一天約一小時，向西方飛行的同步時間，則一日約爲一小時三十分鐘。換言之，東方飛行若有七小時的時差，同步需要七天，向西方飛行時，同樣的時差只需五天的時間。

可是，若要再同步，便與各種同步因子有關，其對同步速度的影響則有快有慢。而同步的速度，年輕人比老人快，性格上，外向、開朗的人比內向、神經質的人快。而夜型人比早型人的同步率大。若要消解時差遲鈍，即使有些勉强，也要配合當地的時間睡眠及飲食，而且，要曬曬當地的强光，換言之，要多做日光浴。

因此，最好參加行程按定的旅行團。因爲不論多想睡，早上八點必須在旅館大廳集合，否則就會被放鴿子，或者無法進餐，而最重要的夜間表演也看不到了。於是，拼命的讓自己適應行程。這種社會性的同步及陽光沐浴是及早消除時差遲鈍的要訣。

可是，有充分自由的自助旅行就不一樣了。配合著日本製的生理時鐘的節律，想睡就睡、想吃就吃的生活，乍看之下自由度很大，產生比較快樂的錯覺。可是，由於前述社會性的同步因子太弱了，所以無法消解時差。而快樂的新婚旅行也因爲想睡覺而增加壓力，成夫妻吵架及「成田離婚」的危險潛在因子。

對日本人而言，時差不過是偶爾出國旅行時的困擾，但對美國人而言，即使國內移動，也會有時差問題，因此對於時差的對策非常先進。先前也提過，職業運動選手的成績會影響薪資，所以對自己的狀況非常在意。再加上自認爲世界警察的美國，不論在軍事、外交上都有許多旅行世界的機會，故而時差遲鈍的消解是極爲迫切的問題。

消解時差遲鈍的藥物一直在被討論著。例如，已經出現過幾次的松果體所分泌的褪黑色素荷爾蒙，具有調整節律的作用，若是加以服用，可使睡眠模式及早恢復正常，並減少疲倦感，效果也大。這種藥已在美國市面出售，也有一部份的商人在使用。

維他命B_{12}則可提高光的感受性，以促進同步，已有一部份的人士使用爲活體節律調整之用。至於吸收的節律，則以下午一點最大。

triazolam 此種超短時間作用型的安眠藥，對於暫時性的睡眠障礙有效。可是，安眠藥與酒精一起服用，會使安眠藥暫時性的發揮强烈效果，抑制中樞神經，可能引起嚴重的健忘症。

輪班與節律

一般而言，人是白天活動而夜間休息的。而且，不論夜行或晝行動物，也都具有活動與休止的節律，連植物也具有晝夜變化。

前面已經提過數次，這是各自的生理時鐘所造成的概日性節律，可是，有些人卻不能依照此種節律生活。隨著現代社會結構的日趨複雜，往往需不分晝夜的進行活動。從事輪班工作的工廠生產線作業員、醫院護士、大樓管理員、計程車司機和二十四小時便利商店的店員等。這些人都爲了應該在一天的那一個時段睡眠而困擾不已。

在美國，此類輪班工作的勞動者（shift worker），約佔全部勞動力的二十％。雖然時差遲鈍是暫時的，有些輪班工作持續工作了十年、二十年。如此一來，那些不適合輪班工作的人，概日性節律會長期失調。因而發生各種身心的不適，稱爲「輪班不適應症候群」，成爲很大的社會問題。

這些症候群產生的原因，首先是睡眠不足，其次是疲勞，接著是在家中與妻子的生活節律不一致。

因爲孩子上學的時間才到家，等孩子到家又得去上班的父親，無法與妻子及孩子進行溝通，結果，不能對妻子孩子盡責的壓力便無法消解。而且，也不能和朋友相處或參加地區社會的活動。因此，無法與社會取得協調。

這種不適應症會產生消化性潰瘍等胃腸障礙及心律不整和呼吸困難等心臟血管障礙之

症狀。而且睡眠不足等也會引起精神性焦慮而造成精神障礙。很容易藉酒精、精神安定劑及咖啡因來自我逃避。

此外，此種不適應症候群也會降低作業效率及對壓力的抵抗力。類固醇對於壓力扮演著相當重要的角色，夜間時，此種荷爾蒙會極度減少。以大腦的節律而言，最理想的睡眠時間是晚上十二時，也可以增加對壓力的抵抗力。

反過來說，睡眠不足會失去很多維他命類，其中維他命B_6的減少會降低免疫力，引起神經過敏。因此，這種夜間勤務很容易產生各種問題。尤其客機的飛行員或列車駕駛等從事公共工作的人，作業效率的降低就可能引發重大事故。

在美國，爲了治療節律異常所引起之不適應症候群，採用每天照射一小時二五〇〇洛克斯以上之强光的高照度光療法。此外，也開立維他命B_{12}或褪黑色素等松果體荷爾蒙製劑的處方。

逐漸轉爲美國型社會的日本，站在科學性的節律觀點，重新規定輪班工作的階段就要來臨了。

都市節律與鄉村節律

愛知縣的渥美半島，是點綴秋季的菊花在日本最大的產地，在這個季節裡「電照菊」的培養十分盛行。爲了配合年終時菊花的需要，從晚上十點起用四小時電燈的照射來調整開花時間。這是從戰後不久的一九五〇年開始實用化的一項技術。

沐浴在現代文明的我們，也和「電照菊」一樣的成爲「電照人類」，這是我所感受到的最大危機。住在都市的人們，遲至深夜仍生活在光的照射下。由於各種照明的發達，每個個人又取得了自己的生活空間，因此，可不分晝夜的調整光的明暗。

都市的節律是以人工造成的光與聲音產生的節律。此種節律是否合於自然原理呢？過去，我們是日出而作，在太陽光中活動，等日落了便回家吃飯，休息睡覺的節律中生活。在鄉下，雖然不致於如此極端，卻沒有都市中營業至深夜的餐廳或商店，因此，人們還是遵守著傳統的節律。很明顯的，鄉村的節律是不同於都市的。

一般而言，人類無法像動物一樣有强烈的攝食因子，以調整活體的節律。但是，人類也不能忽略了它的影響。尤其是住在都市中的人，與活體節律有十分密切的關係。所謂的攝食因子，就是藉著飲食調整體內時鐘之節律的同步因子。速食品等任何時間皆可進食的情況，使得都市人失去了從規則飲食中可獲得的節律，容易引起慢性内因性同步脱離。

而且，空調機器的發達，使季節的節律與溫度的節律產生混淆。越來越合理化的社會與保證舒適的生活，就健康的層面來看，這種夏天涼爽，冬天如南國般溫暖的生活，真的是一種健康生活嗎？

從地球上出現阿米巴等單細胞生物開始，生命的歷史已經經過了三十億年。此種活體節律，是在長久的生命歷史中慢慢經營培養，最原始的節律。順從原始節律而誕生的人類，和生存在科學文明發達之現代社會的我們，是否在節律上出現了矛盾呢？

都市的愉快生活，必然在日本各地越來越普及。況且，在未知的數百年之後，或許，便是人類必須生活在宇宙的時代。因此，我們的時空間會越來越擴大，很可能會因此而破壞節律，損及健康。現在還不遲，立刻對我們的活體節律重新進行檢討。

4

掌握疾病的「時刻表」而預防疾病

腦中風在早上，胃穿孔在傍晚

節律病的發現

節律位相的錯亂而導致疾病

前面已經說明了節律與我們的生活有關係，而節律更對我們的健康與疾病有密切關係。每個人都有節律，只要我們活著一天，就不可能與節律無緣。

人類已被確認的活體節律約有三百種以上的生體機能。

這些節律有些是單純的山谷型態，有些則更爲複雜。而且，這些節律不是在同一個時間形成高峰，又在同一時間形成低谷的。圖—12所表示的，就是身體機能節律的一日高峰時間，其各自迎接高峰的時刻是有差距的。

這種乍看下不平衡的節律，其實具有重要的規則性。週期性重複之節律曲線的高峰與

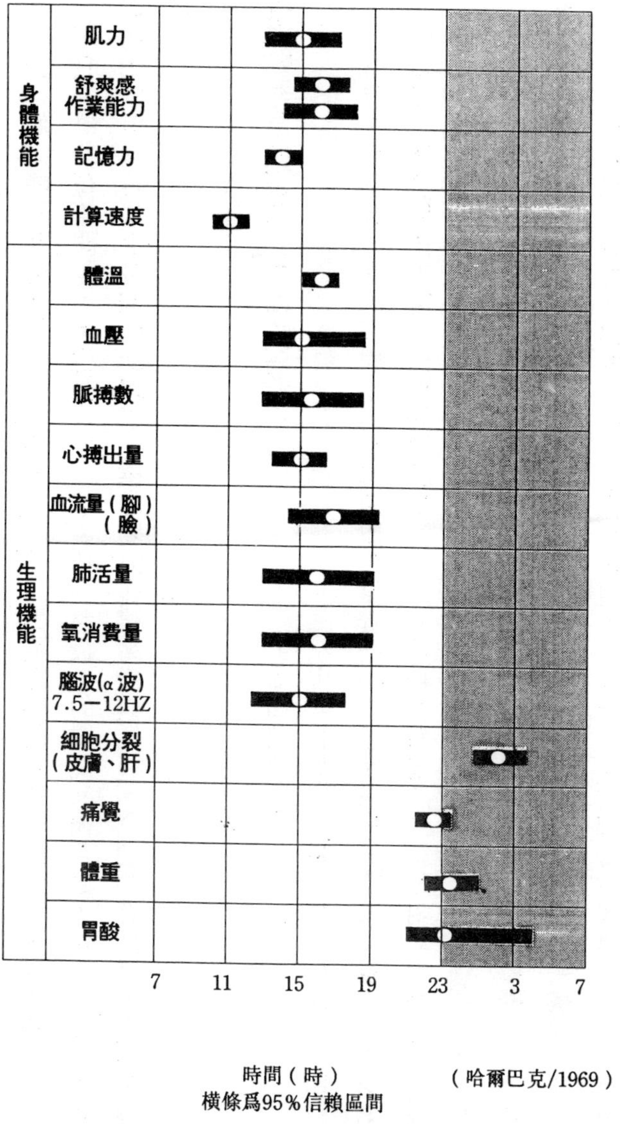

圖－12　各種節律的高峰時間

低谷位置稱之爲位相，迎接高峰的時間雖然不同，但位相的差距間隔卻大致保持一定。若某一節律的高峰與其他節律的高峰相差三小時，則最重要的是各節的位相位置關係。

只有維持位相關係，產生節律，才能發揮生體最大的機能。換言之，每一個節律都正確的刻劃著，再加上各別的節律以正確的間隔迎接高峰與低谷，我們才有健康與舒爽的心情。

活體異常造成的三種疾病

當然，並不是所有的疾病原因都與活體節律有關。可是，患病的時候，或得病之機率高的時候，活體節律也隨之出現異常的情況不少。這裡要敘述的，就是隨著活體節律之異常而出現的疾病。

隨著活體節律之異常而出現的疾病可大分爲三：一是睡眠、覺醒節律的障礙，第二種是因疾病的出現而產生續發性活體節律異常的疾病，第三種則是具週期性之疾病。

第一種睡眠、覺醒節律的障礙，已在「早型人、夜型人」的部份敘述過了，是一種由於睡眠、覺醒節律之位相出現異常，早上起不來而缺乏社會適應性的疾病。此多爲體內時鐘的同步出現障礙，無法藉社會因子或光的因子調整時鐘。

第二種疾病，則包括了阿爾滋海默症、老人痴呆症、精神分裂，拒絕上學等。前面提到美國前總統雷根宣布得到阿爾滋海默症的消息成爲相當大的話題，症狀是睡眠覺醒的節律會混亂，晝夜顛倒，體溫的節律出現異常。

原因可能是這些疾病會使感覺等認知機能出現障礙，造成同步因子的反應無法調整體內時鐘，而痴呆症或精神分裂症則因腦中有病，使得腦部的體內時鐘無法運作，或因年歲漸長使體內時鐘逐漸老化等，但詳細的情況仍不得而知。

第三個是具有週期性的疾病，最具代表性的是躁鬱病。這種病早上會陷入低潮，到傍晚又開朗起來，病症具有週期性。有一種假設認爲，是因體內時鐘的異常，週期性的出現躁狀態與鬱狀態所致。

此外，週期性的睡眠症（narcolepsy），是一種白天也會週期性的打瞌睡的疾病。一位已故的直木獎作家，則因罹患此症曾在打麻將自摸時睡著了。

毫無疑問的，這些疾病都與活體節律有十分密切的關係。但究竟是節律的混亂導致疾病或疾病導致節律混亂，則仍有待研究之處仍多，現在，也有許多的研究者正在進行研究工作。

滿月之夜多殺人事件

前面所說的，是隨著概日性節律之異常而出現的疾病，除了二十四小時的週期之外，有些病症的週期更大。例如，以月爲單位的節律。女性的月經是一個月來訪一次的，隨著月經的週期就會出現月經症候群的疾病。每當月經來訪，精神狀態會出現變化，會不知不覺偷東西，成爲一種節律病。

此外，英文中表示「月的」之意使用「Lunar」，其話源「Lunatic」即有「發狂」、「愚蠢」之意。古代便認爲月光具有使人或動物的精神狀態發狂的作用，從實際凶惡事件的統計來看，滿月日的前後，容易發生殺人事件。這不只在日本，全世界都有相同的傾向，絕不能稱爲單純的巧合。

事實上，月球的引力會引出潮汐的漲落，對地球的自轉速度有强大的制動作用。但仍不斷斷定是否對人或動物的精神產生影響。

此外，還有一種是季節性的情緒障礙，例如一種每到冬天就會陷入憂鬱狀態，因季節而精神失去平衡的疾病。尤其多發於北歐或拉普族等極地居民之中，所以被認爲應與光的强度有關。因此，治療的方法是高照度療法，在早上和傍晚各照射二五〇〇洛克斯的光二～三小時，其間，還要凝視光一分鐘左右。

此外，各位都知道感冒也是一種季節性節律的疾病。流行性感冒多半在冬天，這是因爲冬季的低溫、低濕正好適合流行性感冒病毒的繁殖條件。

另一方面，造成夏季感冒的腺病毒與阿沙奇病毒，則在夏季高溫多溼之時容易繁殖。這些病症，擁有因季節之不同而發症有規律性變動之概年性節律。同時，原因至今不明，但流行性感冒每十年會有一次世界性大流行。

還有一種病是每四年流行一次。原因不明，支原菌屬肺炎總在奧運舉行那一年流行，故又有「五輪病」的異名。日本平時的患者約爲一萬人，洛杉磯奧運之八四年爲六萬人，漢城奧運之八八年爲五萬人。

爲了適應環境，活體節律以最理想的形態發揮生體機能而發展。所以，因各種環境變化致使身體狀況出現變化的現象是不足爲奇的。例如低氣壓一靠近，許多人就開始氣喘惡化，關節痛加重，心律不整頻發，這些人總是無奈的取笑自己是「天氣預報中心」，這就是因爲環境的變化而使體內的節律受到影響。

留心早上的激烈運動

疾病發症的節律

了解活體節律可預防死亡事故

街角的告示板常會有「今日事故○○件，死亡○○名」的公告。每次看到告示板，都令我感到帶給我們舒適生活的現代文明，其實是一柄兩刃劍。

不過，交通事故與我們的活體節律有密切關係。很明顯的，交通事故在下午四～六時及上午七～八時的時間帶出現高峰。因爲此時交通量大，事故機率也高，這似乎是一個當然的結果。

可是，就死亡事故的發生件數來看，事故的平均死亡率，則以上午四時最高。換言之，凌晨的事故件數少，但一旦出現事故，往往便是死亡的大事故，可以說這個時間帶是「惡魔時間」。

其實「惡魔時間」與活體節律有極爲密切的關係。各種身體的機能，泰半於下午三時至五時達到高峰。反過來說，十二小時之前的上午三時至五時便是機能最低的時間。

也就是說，天亮前的時間帶，相當於身體機能節律的下降期。而且也是支配防禦力與注意力之中樞神經的節律下降期。

體溫的最高、最低相差將近一度，而天亮前的體溫節律又正好處於最低期。可以說完全是最接近生體機能之界限的狀態。在這種情況下特別容易犯錯，對於危險的迴避反應也比較遲鈍。所以，天亮時的事故多半是大慘事。

疾病的發症節律

活體節律，是透過「時間」的概念來觀察事物，因此，我們了解了許多過去無法理解的事物。我們順著自己的體內節律而活動著。身體所呈現的節律良好時，身體的情況便可以保持舒適，只要發生一次的偏失，便會使身體的情況失調，引起疾病。

各種疾病發症與惡化的時間都有一定的節律，在過去便已從經驗之中加以確認。可是，卻不能做一種合理性的說明，而隨著活體節律的研究進展，發現人體的感受性、免疫系統、酵素系統及蛋白質的代謝，合成等各種活體機能都刻劃著規律性的節律。從這些節律才得以說明爲什麼疾病的發作、惡化有時間的節律。

例如感冒，若是不使用節律便無法說明。病毒進入體內不一定會感冒，有人會發燒，有人卻一點事也沒有，爲什麼？

過去，人對這種情況的了解是抵抗力太差，換言之，這是個人差異造成的。可是，另一種原因則與病毒進入人體的時間有關，也就是與活體節律有關。感冒是病毒與活體互相

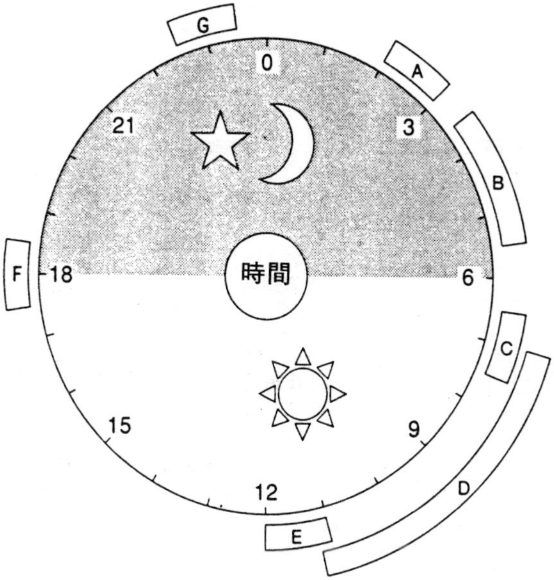

A	心肌梗塞(3)
B	狹心症（安靜型）、腦中風、牙病(1)、關節風濕硬化、癲癇、氣喘發作(1)、猝死病、痛風發作、倍爾勾氏病（Buerger disease）疼痛發作
C	自然分娩、突然死亡
D	扁桃腺發熱、心肌梗塞(1)、勞作狹心症(1)、頭痛、偏頭痛、支氣管炎、病死
E	心律不整（一部份）、青光眼眼壓(1)
F	消化性潰瘍之穿孔、瘧疾發熱、心律不整（一部份）(2)、青光眼眼壓(2)、勞作狹心症(2)
G	異位性皮膚炎、心肌梗塞(2)、病毒性上呼吸道發熱、氣喘發作、心功能不全發作、牙痛(2)

疾病名稱相同時，則（ ）內數字表發作頻率之順序

圖－13　疾病發作時刻表

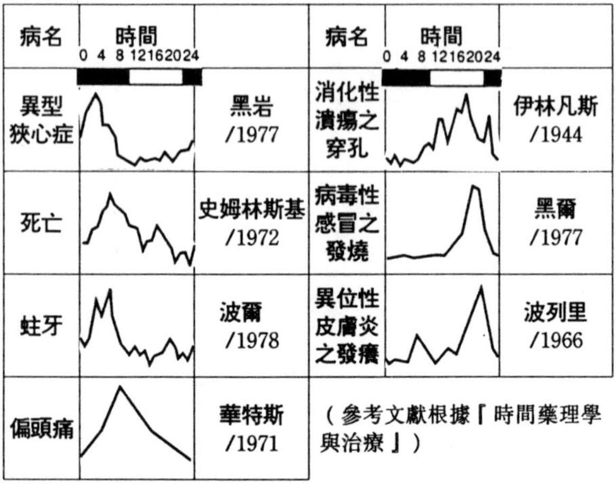

圖－14　疾病別之症狀節律

爭鬥所造成的。若運氣不好，在免疫機能下降時病毒侵入就會感冒了。

圖—13所示，是將各疾病容易發症的時間帶加以整理。將心肌梗塞與腦中風等各種疾病的發作時間加以統計，可以很明顯的找出發病的時間帶。這就是疾病的發作節律。

此外，異位性皮膚炎的發癢、牙痛等症狀之惡化的節律也相當的明確（圖—14）。

從圖中可以發現許多疾病的發症高峰是午夜至凌晨的時間帶。與生理機能多在此種時間帶中最低有關。

從這一點看來，早起後的劇烈運動是

很容易引起問題的。例如，精神高昂的做早操，溜狗時配合狗的步幅小跑步，很容易突然導致心肌梗塞或狹心症的發作。因此，不考慮身體節律和時間的慢跑及有氧運動是十分危險的。事實上，在日本，運動中猝死的統計，每四人就有一人（百分之二五），由慢跑中的意外最多，接著是游泳的十四％（德留，一九九〇年）。因此運動量及一天的時刻都必須審慎選擇才能享受運動的快樂。

凌晨時的猝死情況較多

心臟病與節律

血液與節律

流動於我們體內的血液量，約爲體重的百分之八。換言之，體重六十公斤的人，血液量約爲四・八公升。如此多量的血，全部要在一分鐘之內藉著心臟幫浦的力量送往全身。可是，血液並不是二十四小時都同樣均等的流向每一個臟器的。常聽說「飯後，最好讓身體休息一下」，這其實是很有道理的。

飯後血液被動員至消化系統中，使消化器官活潑的作用。大腦正在作用時，則集中至頭部。換言之，血液會因應狀況，集中性的分布於需要度高的臟器。若不考慮血液分布的節律而運動，使血液移動至手腳的骨骼肌肉，會讓血液最有效的利用方式徒勞無功。

有些中年男性，因長期勞役自己的身體與攝取酒精，使肝的功能降低。這些人應該在飯後的一小時躺下來，平時分布於肝的血液量爲百分之二十五，躺下則可增爲百分之三十，可使降低的機能有驚人的恢復力。

血液是擁有淋巴球、白血球、血小板等數種成份與機能的，同樣也具有一日的節律，血液中的結構並不是完全都相同的，其成份會因作用及使用，在不同的時間中或增多或減少的呈現節律。而在受傷或病毒侵入時，儲存於骨髓、脾臟或肝臟的血液成份會全體動員，重點式的再分布於必要器官。

此外，輸送血液的血管也具有節律。不斷的重複收縮與弛緩的節律。此種血管的緊張節律與下面心臟病的節律有密切關係。

狹心症的節律

心臟需要大量的氧，佔全身氧氣消費量的百分之十左右。爲了確保這一點，供給心臟營養的血管冠狀動脈，以大人來說，每分鐘要通過二〇〇cc以上的血液。狹心症則是因動脈硬化之故，使心臟的營養血管變小，造成暫時性的血液供給不良所引起。另一方面心肌梗塞則是膽固醇或血栓的阻塞，使血液循環完全停止，造成一部份心臟死亡。兩種疾病都有胸部强烈的疼痛感，甚至於失去意識。

如此可怕的狹心症與心肌梗塞，與活體節律具有某種程度的關係。圖—12所表示的是狹心症與心肌梗塞容易發生的時間帶，顯示此種疾病亦受活體機能節律的强烈影響。

狹心症有兩種型態。一種是運動等强力的動作使心臟的氧需要量大幅升高，可是冠狀動脈因爲動脈硬化或血栓變細，使血流不順不能充分供應氧所引起。稱之爲勞作狹心症。另一種則是安靜狹心症，由於血管的感受性高，只要一點點的契機就會使冠狀動脈痙攣，使血管變細，減少血液供給量。

在這裡，順便提一提心臟氧消費量（MVO_2）的基準指標，MVO_2爲血壓×脈搏的正比。換言之，乘算的值若爲二倍，則心臟需二倍的氧。若無法滿足此種關係，就會出現狹心症，前述之勞作型狹心症的發作節律，與血壓及脈搏呈相同之雙峰曲線的理由即在此。一旦發現冠狀動脈狹小，就要避免激烈的運動及壓力，更要設法小心血壓升高。

另一方面，安靜型狹心症則多發於早上的四時至八時的睡眠中，以及中午至傍晚的時間。換言之，狹心症是在氧需要量較多時發作的。而發作的原因則多爲氧的供應明顯的急速減少，其心電圖的波型變化與勞作型狹心症幾乎是全然的不同，因此又稱爲異型狹心症。爲什麼在這個時間內會產生狹心症呢？

因爲在一天之中，血管的感受性以這個時間帶最高。因此引發了冠狀動脈的痙攣，使血液的流通不良，產生心臟的氧氣不足現象。

但是，爲什麼這個時間內血管容易痙攣就不得而知了，但推測與「自律神經風暴」有關。所謂的自律神經風暴表示交感神經與副交感神經（迷走神經）的緊張狀態相反，此兩種神經的平衡呈不安定的狀態。在夜間交感神經的活動降低，早上升高。

反過來說，副交感神經在夜間的活動升高，早上降低。此兩種神經的作用在凌晨交替時會彼此競爭、混淆，造成自律神經機能平衡的不安定。換言之，痙攣與自律神經的日夜節律有密切關係。

另一個理由則與睡眠的深度有關。在「睡眠與覺醒的節律」中說過，天亮時是快速眼動睡眠最多的時期。而快速眼動睡眠又是容易作夢的時期，此時最容易作被追趕的惡夢，並分泌一種叫兒茶酚胺之交感神經刺激荷爾蒙。

根據推測，睡眠中以副交感神經爲優位時，若放出兒茶酚胺，就會出現與「自律神經風暴」相似的狀態，引起冠狀動脈的痙攣。

應用活體節律以治療狹心症

冠狀動脈痙攣發作會使血管變細。若進行心臟導管檢查，將顯影劑注入冠狀動脈，再用螢幕觀察，便可以清楚的看見狀況。過去原本粗大的血管，突然縮得像線一樣細，只看得見微微的痕跡。

血管痙攣若縮小了八十～九十%左右，對心臟的血液供給平衡便會失調。因此會有劇痛襲擊胸口。一般而言，約二、三分鐘後痙攣便會停止，恢復血液的流通，但有時血管的封閉會達百分之九九，經過五分鐘也不會復原。如此一來，就只能注射硝化甘油於冠狀動脈中，使血管立刻打開。

日常生活中容易發生冠狀動脈痙攣的，除了凌晨的睡眠中之外，顏面突受寒風，寒冷的冬天手突然碰到水，飲酒或服用某種降壓劑和精神安定劑也會成爲誘因。此外，有過呼吸症候群比較神經質的人，容易因興奮及不安而呼呼的快速呼吸，也很容易出現强烈發作。

依過去的治療方法，狹心症若非因疼痛而發作便無法處理。可是，若能將活體節律應用於治療上，便可從疼痛發生之前開始治療。

目前使用一種攜帶型心電圖，以如同香煙盒般大小的機器，作二十四小時心電圖監視，因此，可針對狹心症危險因子高的人進行調查。

所謂的危險因子高的人，指的是五十歲以上的男性，肥胖、膽固醇值高、血壓高、且一天抽二十根以上的香煙，合併有糖尿病，而又精力充沛，脾氣急躁典型A型性格的人。

這種人就必須裝置攜帶型心電圖，二十四小時的監視冠狀動脈的痙攣或心臟的缺血（血液供給不足的狀態）。

藉由此種機器我們才發現，安靜型狹心症的發作，心電圖的變化與狹心症的發作一樣。雖然本人完全無疼痛的自覺症狀，但心臟卻已發出了悲鳴。過去，由於對活體節律並不十分了解，而二十四小時監視的心電計亦不普及，不感覺痛的人便不會接受治療。

不過，現在對於此類患者都會投與增加血流的藥劑，或在痙攣容易發生的時間帶投與使冠狀動脈之緊張鬆弛的藥。

換言之，連毫無症狀的沈默殺手都可應付。不論是否有狹心症，只要出現心臟缺血的情況就要開始治療。如此不但可改善缺血狀況，亦可防止心律不整及大發作。

治療與否，對於患者的以後，也就是患者的命運是大不相同的。對活體研究最爲先進的美國，分別對出現症狀才進行治療及以監視器監控狹心症預備軍，尚未出現症狀即加以治療兩者，進行追蹤調查，提出了五年内生存比例之大規模調查資料。

未出現疼痛症狀之狹心症預備群加以治療的人，比出現疼痛才治療的人多了二年的存活率。換言之，狹心症預備群的治療，其五年後的生存率，與發生疼痛才治療者三年後的生存率一樣。若再考慮活體節律，則生存率可以更爲提高。

電子學的發達使得更優秀的治療機器已被開發，二十四小時監視一切身體機能的願望已將可實現。若依活體節律的計測，趁我們體內無言的吶喊仍然微弱，便可確實的加以補救。

心肌梗塞的節律

心肌梗塞是因冠狀動脈產生血栓，導致心肌的一部份壞死而失去收縮力。一旦發作，會產生嚴重的心律不整，約有二〇%的死亡率。而其中有半數在送達醫院之前便已死亡。一旦發生，死亡是以分爲計算單位的，所以一定要充實急救體制。

現在在日本，心肌梗塞的發生率是每兩、三分鐘就出現一人，而有五%的死亡者，是在發作後的兩小時之內，所以是極爲可怕的疾病。不過，心肌梗塞是有發作的節律的。

心肌梗塞的發作時間帶，大體集中於上午九時左右。而下午十時左右則有另一次高峰。關於心肌梗塞的發作時間，依其他先進國家的統計，也是以上午九時及下午十時爲高

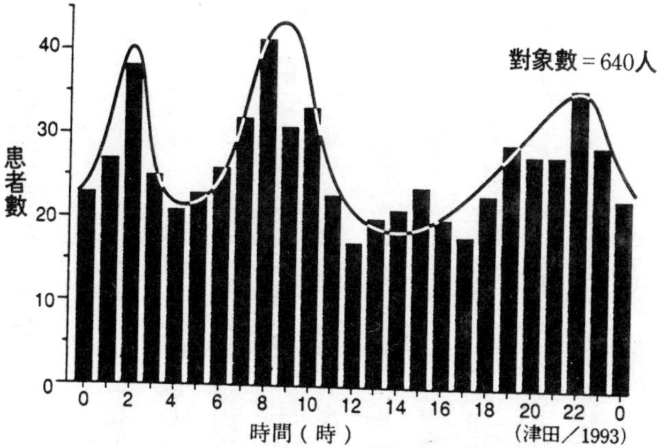

圖－15　心肌梗塞發作的時間節律

心肌梗塞的發作，以上午8時，下午10時，凌晨2時爲3個高峰。

峰。

最有趣的是根據我們研究室的津田的資料，在日本則有另一個高峰（圖—15）。那就是凌晨二時至三時的時間帶。這在國外幾乎很少見。

爲什麼在日本這個時間帶內容易心肌梗塞發作呢？根據我們目前的了解範圍，很可能與前面說過的狹心症的節律有關。日本人在這個時間帶內容易產生冠狀動脈痙攣，冠狀動脈痙攣是安靜狹心症的原因之一，若持續數十分鐘，就會使心肌細胞壞死陷入心肌梗塞。不知何故，日本人的冠狀動脈似乎比較纖細。

心肌梗塞的早晨高峰

不論國外或日本，上午九時至十時的時間帶都容易發生心肌梗塞。也就是所謂的「早晨高峰」。據說，每四個心肌梗塞的患者就有一人集中於這個時間帶發作。

爲什麼在這個時間帶內容易心肌梗塞發作呢？關於這個疑問的解答，雖然只是片斷的，但已知有數種可能，其中一項便是血壓的節律。血壓與脈搏數在起床後會急速上升，使心臟的氧消費量急速升高，成爲心肌梗塞的一項導火線。

假若動脈硬化惡化，則血管內的膽固醇、細胞破片、白血球等會形成「粥腫」，使血管變小。而粥腫則會因血壓等機械性的刺激而潰爛破裂。於是產生化學反應，提高血液的凝固能，形成血栓。由於如此，血管變窄了七五％，使血液的供需平衡失調，使心肌缺血，換言之，因氧氣不足的發生，產生狹心症，若完全阻塞即爲心肌梗塞。

但是，從對高齡者及糖尿病患者的觀察中，並不能找到明確的心肌梗塞發作節律。不論在任何時間帶皆以相同的頻度發生。更找不到日本人特有之凌晨二時至三時的高峰。另外，對心功能不全、心臟收縮力弱、上下樓梯會强烈喘息的人，調查心肌梗塞的發作時間時，也没有特別的高峰出現。

因此發現，心肌梗塞的發作或許與自律神經有極大的關係。高齡者、糖尿病患者、自律神經出現異常的人，會失去其日內節律。而狹心症患者所服用的β遮斷劑，是一種遮斷交感神經刺激的藥。此藥的投與會使自律神經的節律消失。

一旦失去自律神經的節律，即失去心肌梗塞發作的節律，故可預見自律神經的節律與心肌梗塞的發作有密切關係。前面也說過，上午較早的時間是交感神經與副交感神經轉換之「自律神經風暴」的時間帶。這個時間帶也是自律神經平衡最差的時間帶，故而成爲導火線，形成血栓，造成心肌梗塞。

關於血栓，我們要做進一步的詳細說明。血栓是因血小板的凝集所造成，上午較早的時間帶，血小板的凝結能最高。當血栓形成時，就會產生企圖加以溶解的機構，亦即纖維素溶解能（簡稱纖溶能）開始作用，而這個時間帶又是纖溶能最低的時期。

纖溶能又與兩種物質有關。一是由形成血管之內皮細胞所産生的ｔＰＡ（血纖維蛋白溶酶原），可溶解含於血栓中的纖維素及吸附的血小板塊。另一種是ＰＡＩ——１（血纖維蛋白溶酶原抑制物質），也是由血管的內皮細胞所產生，會妨礙ｔＰＡ的活性，抑制纖溶能。

說得更簡單一點，若血管中形成血栓，ｔＰＡ可發揮溶解作用，而ＰＡＩ——１卻抑制此種作用。從天亮至中午，血液容易凝固產生血栓，而日內節律正好處於ｔＰＡ顯著減少，ＰＡＩ——１增加的時間，所以是血栓溶解作用最弱的時間帶。同樣在這個時間內，血栓阻塞腦動脈引起腦梗塞的頻度高。

心律不整的節律

心臟病中，與狹心症、心肌梗塞同樣必須加以警戒的是心律不整。心律不整的發生也具有日內節律。

心律不整最可怕的，是心室纖維顫動。由於心室不能以規律的節奏收縮、擴張，故而失去了心臟的幫浦機能，使血液不能送達腦或腎臟等重要臟器，會在數分鐘內死亡。一旦出現心室纖維顫動，必須數分鐘內使用直流計算器（DCcouter），用兩片手掌般大的電

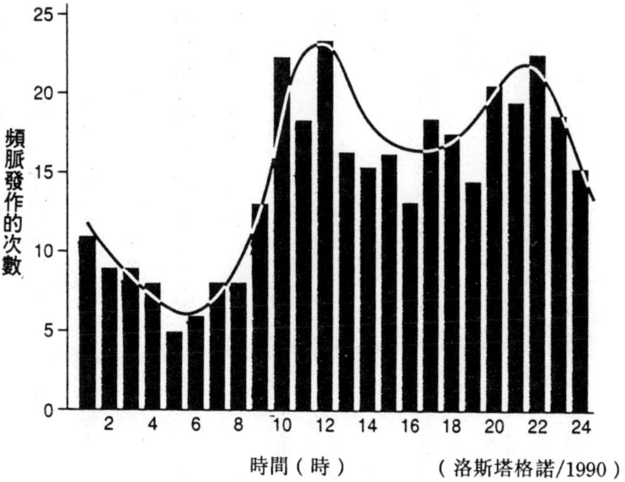

圖一16　心律不整的節律

極壓在胸部，以强烈的電擊使心臟恢復收縮力。

但是，不論多危險的心律不整，除了因急性心肌梗塞住院之外，不可能整天用監視器監視。因此在美國，對於心室纖維顫動之危險性高的人，都會在腹部植入小型的直流計算器，一旦發生心室纖維顫動，感應器立刻自動給予電擊的裝置已經實用化了。

在日本，應該在不久之後即可導入，但在美國，已有兩萬以上的人植入。擁有此種裝置的人，假若因心室纖維顫動而給予電擊，其間的過程可全程詳細監視。

經過統計，心室纖維顫動於上午及下午各有一次高峰的日內節律是清楚可見的。心律不整的原因很多，最多的是因狹心症及心肌梗塞所造成的缺血，換言之，是心臟的氧氣不足。因此，如圖—16所示，心律不整的節律，與心肌梗塞及狹心症發作的節律相似。

生物的心臟在一生之中的跳動次數大致上都已決定好了。人類的心跳數每分鐘爲六十～八十，一天約十萬次至十一萬次。以人生七十年至八十年計算，一生約爲二十五億次。也就是等於我們的壽命。金屬的長年使用會引起金屬疲勞，而哺乳動物的心臟跳動了十五億次至二十億次之後，也會產生肌肉疲勞。

小型動物，例如鼷鼠的心臟跳動一分鐘爲六百次，故而壽命只有二～三年，象每分鐘爲二十～三十次故可生存七十～一百年。人類的心臟可以多跳五億次，則是拜醫學進步之賜。

此外，哺乳類的壽命，也就是生命運轉一次的節律，則與心臟跳動的週期有如下一定的關係。

壽命＝心跳周期×二十億

假定人一分鐘的心跳數爲六十次，則心週期爲一秒，象爲二十～三十次是二～三秒，

白鼷鼠是六百次，則爲〇・一秒。生命的節律與心臟節律間巧妙的法則性，是否暗示生理性時間的普遍性是超越物理性的時間呢？人類、白鼷鼠、象雖然各自的壽命長度不同，也許對生命的實感是十分相似的。

猝死的節律

關於循環系統的疾病，最近頗引人矚目的，就是心臟病的猝死。猝死，依WHO的定義爲「瞬間死亡，因突然發生急性症狀，在二十四小時內死亡」，但不包含疾病之外的事故。而與心臟有關的，則指的是在一小時之內的死亡。

猝死的頻率，在日本，約佔全部死亡率的十%左右。其中以心臟血管系統爲導因的則佔六十%，接著依序是腦、消化系統、呼吸系統、猝死病。其中男性約佔猝死的七十%，據推測，可能與壓力、飲酒等生活型態有關。

此外，小學、中學、高中生的猝死情況也不少，一九九一年在學校的管理之下，約有一九八人死亡，其中有一一七人（約六十%）是猝死。如圖—17所示，猝死的高峰爲清晨

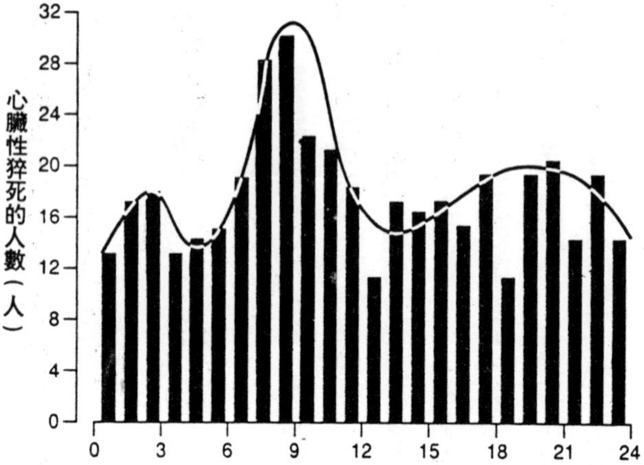

（魏利希/1993）

圖一17　心臟病猝死之日內節律

的七～八時。猝死的原因，則可能是心肌梗塞、心功能不全或心律不整。因此，其節律與心肌梗塞、心律不整的節律十分相近。

根據美國醫學雜誌刊載的一項可靠資料，以心功能不全為原因的猝死時間分布，壓倒性的集中於上午。

而在猝死的情況中，也包含了一些沒有任何原因的死亡，也就是所謂的「猝死症」，約佔猝死的五～十％，多半是年富力盛的壯年，而且往往在前夜有飲酒、過食的情況。根據東京都監察醫務院的統計，猝死的一三五六人中。猝死病為八十六人，其中約八十％是在上午的一時至五時時死亡。

從這種情況看來，不論心臟病性的猝死或

猝死病，都是在各種生體機能的節律降低的深夜過後，也就是黎明時「自律神經風暴」的時間帶，也正是「惡魔時間」。

夜間的蟲咬比早晨更嚴重

——過敏與節律——

早上的血糖值為最高峰

另外，糖尿病時上升的血糖值，會因飲食，特別是受碳水化合物之影響十分强烈。可是，若就從正在絶食之健康者身上所測得之血糖值，可以發現節律的存在。也就是顯示了早上爲高峰，傍晚爲低谷的日内節律。

若在一日之中都攝取相同的飲食，則仍以早上的血糖值最高。此外，若連續測定糖尿病患者的血糖，則上午五時至九時時會急速上升。稱之爲「凌晨現象」（dawn phenomenon），是在治療上令人十分困擾的血糖節律。原因目前還不清楚，但推測應與可體松在早晨的急速增加有關。

胰島素的分泌，會隨血糖值的上升而增加，也是一種本有之節律。若給予健康者同樣的飲食或同量的葡萄糖，則胰島素都在早餐後的中午前大量分泌。因而血糖值的上升亦在上午時受到壓抑。

這是因爲胰臟之胰島β細胞所分泌的胰島素，其分泌量有概日性節律，而末梢組織對胰島素之感受性也具有日內節律所造成。

月經時氣喘會惡化

有些女性會在月經期中有下痢或偏頭痛的投訴。原因是月經時體內所分泌之各種荷爾蒙的作用。最近，加拿大的卡爾格里大學發表了一篇很有趣的研究成果。根據他們的實驗「女性的月經是氣喘的導火線」。對女性而言，下痢與偏頭痛已經夠傷腦筋，這次還要受氣喘的困擾，真令人不可忍受。

原因是月經時分泌了一種叫前列腺素的荷爾蒙物質，而使支氣管的平滑肌痙攣引起氣喘，並使之惡化。換言之，表現了概月性節律。

按照這個結果，可以反過來利用前列腺素治療月經時女性的氣喘發作，這是一個未來很受期待的研究結果。

呼吸機能於夜晚下降

肺活量等呼吸機能也有概日性節律，其機能最低的是午夜十一時至凌晨。因此在這個時間帶內常有支氣管氣喘發作。

不只氣喘如此，忽略呼吸機能的節律而進行各種投藥或手術是很危險的。很容易因此導致呼吸困難。

爲什麽深夜至早上呼吸機能的節律會下降，這與體溫的節律有關。在一般狀態下生活的人，體溫最低的是深夜二時、三時之間。體溫的節律會形成體內各種代謝節律，因此會影響體內氧的消費量。代謝旺盛時，氧的消費量增加，因此負責供給之呼吸機能也會升高，使需要加以因應的節律。

反過來說，體溫最低的深夜，代謝降低，氧消費量降低。爲了配合這一點，呼吸機能的節律也降至低谷，另外，健康者肺機能降低只有百分之五，這對肺的休養與保護很有助益。而氣喘患者則是明顯的降低。

舉例來說，肺的容量健康者在睡眠中約減少三五〇c.c.，而對氣喘的人而言卻減少了兩倍以上的八〇〇c.c.。當然輔助呼吸的胸肌的日內節律降低也是原因之一。

此外，肺機能的夜間降低，氣喘患者也較爲嚴重。這是因爲血液中的腎上腺素或可體松及cAMP的降低，在夜晚的零時到黎明時較明顯，另一方面，組胺也在這個時間帶中增加，因而導致支氣管變窄、過敏。

至於原因，根據最近科羅拉多大學的馬汀教授提出的報告，乃是由於遺傳因子層級的變化，提高呼吸機能之β接收體之機能及其數目之減少所引起。

從事深夜活動的人又如何呢？那些人深夜的氧消費量很大。但很令人意外的，呼吸機能的節律仍有降低的傾向。深夜通常是準備考試、寫作等知性活動的時候，深夜的寧靜可以增加集中力。可是，就節律的觀點來看，氧的消費量降低、體溫也降低的狀態之下，工作的質與效率是無法提高的。

這種節律，若是持續的從一般的生活轉變爲深夜活動，白天睡眠的行程，則會在體內產生同步脫離的現象，發生與時差遲鈍相同的情況，要重新同步並恢復節律需要四天的時間。因此，要大幅改變活動行程與睡眠行程時，一定要持續四～五日。

過敏的節律、毒性的節律

根據美國的資料，每十人中有一人是包括氣喘在內的過敏患者，而死亡人數則每年高達九千人。

過敏與組胺有密切關係。組胺是分解蛋白質時產生的有害物質，具有擴張血管、收縮腸管及子宮肌的作用。假若體內過度產生，則會引起過敏反應，引起發癢、紅腫。其治療則使用抗組胺劑。

在四十年代曾進行過一個關於組胺之感受性節律的有趣實驗。將濃度慢慢加重的組胺塗抹在皮膚上，檢查開始發癢之濃度與時間的關係。

白天時十—四濃度的組胺會感到發癢，而在夜間，比十—六更低的濃度也會發癢。兩者加以比較，相差了約一百倍的濃度。證明了夜間時比白晝稀釋一百倍的濃度也會敏感發癢的日內節律。

此外，根據一九六五年萊因巴克的實驗，對組胺的感受性以下午十一時至十二時最高，以早上七時左右最低。此種感受性節律的提高，與副腎皮質荷爾蒙之皮質激素減少的時間帶一致。

我們被蚊子叮咬，早上叮咬與晚上叮咬，仍以晚上發癢紅腫的情況比較嚴重。

以動物實驗來說，同量的投與各種毒物、細菌、病毒，因時間的差距，死亡率及包含癌症在內之各種疾病的發生率比想像中的更大（圖—18）。投與家鼠大腸桿菌時，從圖—19中可以知道，其死亡率於非活動期（白天）結束時爲九十%，而活動期（夜間）僅爲三十%左右。

這是免疫節律等複雜混合的結果。由於投與時間的不同，毒性的差異也很大。從實驗中可以得知，用藥時間的不同，產生的副作用也不相同（圖—20）。

物質	反應	非活動期	活動期
乙醇	死亡率		△　▲
强心劑（哇巴因）	死亡率	△	▲
安息香比林	皮膚癌發生率	▲	△
乳腺癌細胞	發生率	△	
大腸菌毒素	死亡率	△	▲
肺炎雙球菌	生存期間		△
柯沙奇病毒	心肌障礙	△	

（參考文獻，根據『概日性節律』）

△＝最大反應　　▲＝最小反應

圖－18　家鼠對化學物質、病原物質及致癌物質的反應節律

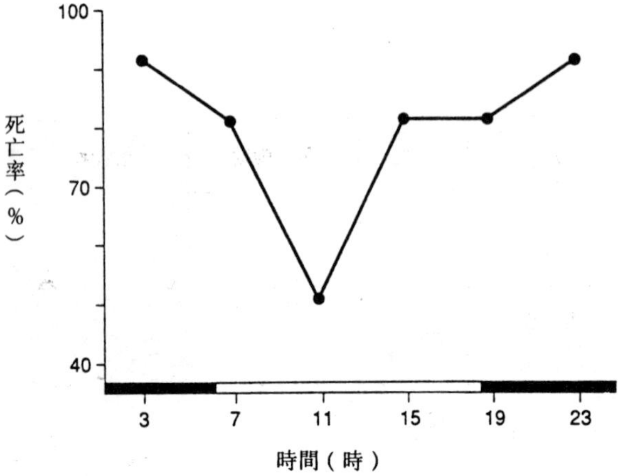

（雷馬/1980）

圖－19　藥物毒性節律

將高血壓藥物β遮斷劑在一日中各種時刻投與家鼠時死亡率的差距。

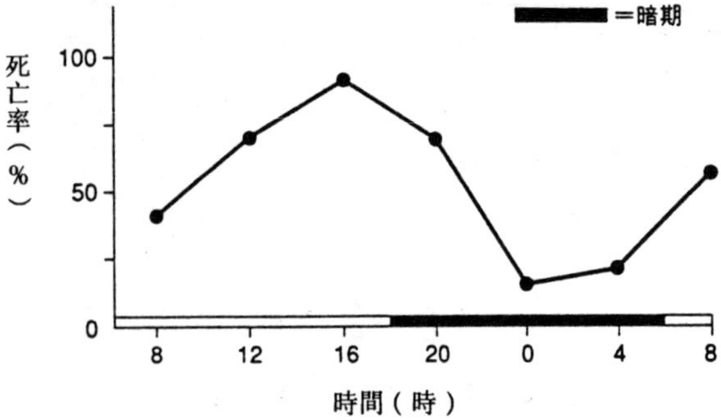

（哈爾巴克/1960）

圖－20　對家鼠注射大腸菌毒素時的死亡率

對家鼠注射同樣之大腸菌時，不同的時刻則死亡率有極大的差距。

過敏節律在醫療上的運用

抑制發癢的藥物，一般有抗組胺劑或類固醇軟膏。發癢及紅腫的過敏反應，在深夜時最强。因爲此時血液中類固醇激素的濃度最低，而且，對組胺的感受性最强。對灰塵過敏（housedust）和花粉症的人，也顯示了以下午七時～十一時爲最高反應。而組胺的感受性低谷則是早上的七時至十一時。因此，若考慮過敏的反應節律，則藥物晚上多使用些，早上少用些。

抗生物質盤尼西林顯示高感受性的時間則是下午的九時至十一時。盤尼西林在戰後對於各種感染症的治療發揮極大的效果，可是也有不少人在投與之後，因過敏而休克死亡。因此，盤尼西林在注射之前，會先進行皮下注射以檢查過敏感應。

這種過敏反應測試，應該也要考慮感受性節律的問題，感受性最高的時間是夜晚。在感受性低的白晝測試的結果爲陰性，到了晚上注射卻因休克而死亡的情況，亦有可能。

不考慮過敏的節律而投藥，容易有意想不到的副作用，嚴重時甚至會造成死亡。不只盤尼西林，在過敏反應爲疑陽性時，而又無其他治療法可選擇，非投藥不可，也是一種司空見慣的情況。應該選擇對過敏感受性低時慎重投藥才對。

現代醫學往往傾向於使用强力新藥勉强克服病症，但這樣做真的對嗎？我們是否應該重新以人爲考慮的主要對象，並充分考慮過敏的節律呢？

實際上，氣喘也可採用時間治療（chrono therapy）的概念。一九七四年，萊因巴克在以副腎皮質荷爾蒙劑「甲潑尼松龍」進行小兒氣喘之治療時，以呼吸機能爲指標，進行於何種時間帶投藥最有效的研究。得出的結果是下午三時、七時及早上七時。最差的則是晚上三時。

可是，他雖然已考慮到呼吸機能的節律，但仍以疾病治療爲焦點。醫療並不是只要有治療效果就可以的。還要考慮副作用的節律。尤其是孩子，類固醇具有使發育及成長遲緩的副作用。考慮到這一點，服藥時應考慮效果的節律與副作用的節律，慎重決定投藥時刻。這就是「時間藥理學」，加以運用的，就是「時間治療學」。暗示了傳統的醫學常識面臨了挑戰，新醫療的可能性也將要展開。

後　記

從事醫療工作，至今年已屆三十年，對活體節律的關注，則是近十餘年的事。在這期間，我一直在考慮過去的醫療忽視了「時間」的概念。我認為大部份的誤診及藥物的副作用，都是沒有充分考慮醫療之時間概念的結果。

有一種稱為「白衣性高血壓」的疾病。只要一看見醫生的白衣，血壓就會反射性的升高。

在我的醫院裡曾對進行治療的二四〇名高血壓患者，進行連續二十四時的血壓測定，其中有四人是白衣性高血壓。換言之，被認為是高血壓的患者中有二五%在醫院測量時血壓過高，而平時血壓卻十分正常。

血壓具有即使白天過高，夜晚也自動下降的日內節律。若只憑在診察室中一時的血壓值便投與強力的降壓藥，就會連不需下降的夜間血壓也一起下降。就因為此種不考慮活體節律的醫療才會有副作用產生，嚴重時還會因腦部血流減少而有併發痴呆症的危險。

為概日性節律命名的哈爾巴克也曾警告，「不考慮時間的醫療，造成醫原病，醫原死的可能性很大」。「醫原病」、「醫原死」就是「因醫療而造成的疾病、死亡」。

在此種背景之下，活體節律的概念，漸漸被運用於診斷學、藥理學、治療學等全盤醫學中。產生了「時間診斷學」、「時間藥理學」、「時間治療學」等新的學問領域。

時間診斷學是以活體節律為概念而進行疾病診斷的學問。首先是白衣性高血壓症，依時間診斷學，即可進行正確診斷，而避免無用的投藥。不能只根據在醫院中一次的血壓測定就判斷是高血壓症，應該包括睡眠在內，考慮一日的節律而進行正確的判斷。

此外，對於藥物的效果與副作用，則有合併活體節律研究的時間藥理學，從眾多的事實中可以證明，不但可將效果增加兩倍或三倍，亦可將副作用減半。在不久的將來，或許可以根據個人的活體節律，詳細的決定更有效的藥劑投與量及投與時間。

至於依時間診斷學與時間藥理學所得到之情報，運用於疾病之治療的，即是時間治療學。我們的身體經常會遭受病菌與病毒的攻擊。可是，對於這些外敵，我們的身體，並不是二十四小時都具有同樣的抵抗力及免疫力的。這些防禦能力，也有明確的一日節律，故而有容易得病及不容易得病的時間。

此外，從動物實驗中也證明，疾病的強烈症狀與惡化也是有時間帶的。這些機制現在已經慢慢被解開了，利用節律，矯正較弱的抵抗力或免疫力的治療方式，已經有實現的可能了。

事實上，很多痛苦的情況是因活體節律的異常引發了疾病，或是因各種疾病造成節律混亂而形成了惡性循環。對於這些疾病，今後的發展應該是不依賴所謂的「現代醫療」的力量進行治療，而是要藉由活體節律的調整，導向更優秀的時間治療。

關於活體節律的問題，在歐美及日本，已藉著動物實驗及基礎研究，於近二十年間，有了顯著的發展。可是，這些成果卻未能充分反映於醫療現場。原因是關於活體節律的知識，尚未被系統的整理，而以片斷性的居多。此外，這些知識不僅在醫學的領域，在一切社會的領域或我們日常生活中，也有深刻的問題存在。

很遺憾的是，本書無法充分說明活體節律在醫學上的運用，相信再過十年，尤其是美國對於這方面研究的累積成果，必然可對這項領域做一次改寫。

林　博史

作者簡介：林　博史

一九四一年生於日本東京都。一九六六年名古屋大學醫學部畢業。其後在聖路加國際醫院、美國夏威夷大學、猶他州立大學、愛莫利大學等從事心臟病、高血壓的「活體節律」研究。

現在擔任名古屋大學醫學部講師。「活體節律」從診斷學、藥理學至治療學爲止，廣泛的應用於醫學領域的臨床研究，頗受醫學界的矚目。

大展出版社有限公司 圖書目錄

地址：台北市北投區11204
致遠一路二段12巷1號
郵撥： 0166955～1

電話：(02) 8236031
8236033
傳眞：(02) 8272069

• 法律專欄連載 • 電腦編號 58

台大法學院 法律學系／策劃
法律服務社／編著

①別讓您的權利睡著了[1]	200元
②別讓您的權利睡著了[2]	200元

• 秘傳占卜系列 • 電腦編號 14

①手相術	淺野八郎著	150元
②人相術	淺野八郎著	150元
③西洋占星術	淺野八郎著	150元
④中國神奇占卜	淺野八郎著	150元
⑤夢判斷	淺野八郎著	150元
⑥前世、來世占卜	淺野八郎著	150元
⑦法國式血型學	淺野八郎著	150元
⑧靈感、符咒學	淺野八郎著	150元
⑨紙牌占卜學	淺野八郎著	150元
⑩ＥＳＰ超能力占卜	淺野八郎著	150元
⑪猶太數的秘術	淺野八郎著	150元
⑫新心理測驗	淺野八郎著	160元
⑬塔羅牌預言秘法	淺野八郎著	200元

• 趣味心理講座 • 電腦編號 15

①性格測驗１	探索男與女	淺野八郎著	140元
②性格測驗２	透視人心奧秘	淺野八郎著	140元
③性格測驗３	發現陌生的自己	淺野八郎著	140元
④性格測驗４	發現你的真面目	淺野八郎著	140元
⑤性格測驗５	讓你們吃驚	淺野八郎著	140元
⑥性格測驗６	洞穿心理盲點	淺野八郎著	140元
⑦性格測驗７	探索對方心理	淺野八郎著	140元
⑧性格測驗８	由吃認識自己	淺野八郎著	140元

⑨性格測驗９	戀愛知多少	淺野八郎著	160元
⑩性格測驗10	由裝扮瞭解人心	淺野八郎著	160元
⑪性格測驗11	敲開內心玄機	淺野八郎著	140元
⑫性格測驗12	透視你的未來	淺野八郎著	140元
⑬血型與你的一生		淺野八郎著	160元
⑭趣味推理遊戲		淺野八郎著	160元
⑮行爲語言解析		淺野八郎著	160元

・婦 幼 天 地・電腦編號 16

①八萬人減肥成果	黃靜香譯	180元
②三分鐘減肥體操	楊鴻儒譯	150元
③窈窕淑女美髮秘訣	柯素娥譯	130元
④使妳更迷人	成 玉譯	130元
⑤女性的更年期	官舒妍編譯	160元
⑥胎內育兒法	李玉瓊編譯	150元
⑦早產兒袋鼠式護理	唐岱蘭譯	200元
⑧初次懷孕與生產	婦幼天地編譯組	180元
⑨初次育兒12個月	婦幼天地編譯組	180元
⑩斷乳食與幼兒食	婦幼天地編譯組	180元
⑪培養幼兒能力與性向	婦幼天地編譯組	180元
⑫培養幼兒創造力的玩具與遊戲	婦幼天地編譯組	180元
⑬幼兒的症狀與疾病	婦幼天地編譯組	180元
⑭腿部苗條健美法	婦幼天地編譯組	180元
⑮女性腰痛別忽視	婦幼天地編譯組	150元
⑯舒展身心體操術	李玉瓊編譯	130元
⑰三分鐘臉部體操	趙薇妮著	160元
⑱生動的笑容表情術	趙薇妮著	160元
⑲心曠神怡減肥法	川津祐介著	130元
⑳內衣使妳更美麗	陳玄茹譯	130元
㉑瑜伽美姿美容	黃靜香編著	150元
㉒高雅女性裝扮學	陳珮玲譯	180元
㉓蠶糞肌膚美顏法	坂梨秀子著	160元
㉔認識妳的身體	李玉瓊譯	160元
㉕產後恢復苗條體態	居理安・芙萊喬著	200元
㉖正確護髮美容法	山崎伊久江著	180元
㉗安琪拉美姿養生學	安琪拉蘭斯博瑞著	180元
㉘女體性醫學剖析	增田豐著	220元
㉙懷孕與生產剖析	岡部綾子著	180元
㉚斷奶後的健康育兒	東城百合子著	220元
㉛引出孩子幹勁的責罵藝術	多湖輝著	170元

㉜培養孩子獨立的藝術	多湖輝著	170元
㉝子宮肌瘤與卵巢囊腫	陳秀琳編著	180元
㉞下半身減肥法	納他夏・史達賓著	180元
㉟女性自然美容法	吳雅菁編著	180元
㊱再也不發胖	池園悅太郎著	170元
㊲生男生女控制術	中垣勝裕著	220元
㊳使妳的肌膚更亮麗	楊　皓編著	170元
㊴臉部輪廓變美	芝崎義夫著	180元
㊵斑點、皺紋自己治療	高須克彌著	180元
㊶面皰自己治療	伊藤雄康著	180元
㊷隨心所欲瘦身冥想法	原久子著	180元
㊸胎兒革命	鈴木丈織著	180元
㊹NS磁氣平衡法塑造窈窕奇蹟	古屋和江著	180元

・青 春 天 地・電腦編號 17

①A血型與星座	柯素娥編譯	160元
②B血型與星座	柯素娥編譯	160元
③O血型與星座	柯素娥編譯	160元
④AB血型與星座	柯素娥編譯	120元
⑤青春期性教室	呂貴嵐編譯	130元
⑥事半功倍讀書法	王毅希編譯	150元
⑦難解數學破題	宋釗宜編譯	130元
⑧速算解題技巧	宋釗宜編譯	130元
⑨小論文寫作秘訣	林顯茂編譯	120元
⑪中學生野外遊戲	熊谷康編著	120元
⑫恐怖極短篇	柯素娥編譯	130元
⑬恐怖夜話	小毛驢編譯	130元
⑭恐怖幽默短篇	小毛驢編譯	120元
⑮黑色幽默短篇	小毛驢編譯	120元
⑯靈異怪談	小毛驢編譯	130元
⑰錯覺遊戲	小毛驢編譯	130元
⑱整人遊戲	小毛驢編著	150元
⑲有趣的超常識	柯素娥編譯	130元
⑳哦！原來如此	林慶旺編譯	130元
㉑趣味競賽100種	劉名揚編譯	120元
㉒數學謎題入門	宋釗宜編譯	150元
㉓數學謎題解析	宋釗宜編譯	150元
㉔透視男女心理	林慶旺編譯	120元
㉕少女情懷的自白	李桂蘭編譯	120元
㉖由兄弟姊妹看命運	李玉瓊編譯	130元

㉗趣味的科學魔術	林慶旺編譯	150元
㉘趣味的心理實驗室	李燕玲編譯	150元
㉙愛與性心理測驗	小毛驢編譯	130元
㉚刑案推理解謎	小毛驢編譯	130元
㉛偵探常識推理	小毛驢編譯	130元
㉜偵探常識解謎	小毛驢編譯	130元
㉝偵探推理遊戲	小毛驢編譯	130元
㉞趣味的超魔術	廖玉山編著	150元
㉟趣味的珍奇發明	柯素娥編著	150元
㊱登山用具與技巧	陳瑞菊編著	150元

・健 康 天 地・電腦編號 18

①壓力的預防與治療	柯素娥編譯	130元
②超科學氣的魔力	柯素娥編譯	130元
③尿療法治病的神奇	中尾良一著	130元
④鐵證如山的尿療法奇蹟	廖玉山譯	120元
⑤一日斷食健康法	葉慈容編譯	150元
⑥胃部強健法	陳炳崑譯	120元
⑦癌症早期檢查法	廖松濤譯	160元
⑧老人痴呆症防止法	柯素娥編譯	130元
⑨松葉汁健康飲料	陳麗芬編譯	130元
⑩揉肚臍健康法	永井秋夫著	150元
⑪過勞死、猝死的預防	卓秀貞編譯	130元
⑫高血壓治療與飲食	藤山順豐著	150元
⑬老人看護指南	柯素娥編譯	150元
⑭美容外科淺談	楊啟宏著	150元
⑮美容外科新境界	楊啟宏著	150元
⑯鹽是天然的醫生	西英司郎著	140元
⑰年輕十歲不是夢	梁瑞麟譯	200元
⑱茶料理治百病	桑野和民著	180元
⑲綠茶治病寶典	桑野和民著	150元
⑳杜仲茶養顏減肥法	西田博著	150元
㉑蜂膠驚人療效	瀨長良三郎著	180元
㉒蜂膠治百病	瀨長良三郎著	180元
㉓醫藥與生活	鄭炳全著	180元
㉔鈣長生寶典	落合敏著	180元
㉕大蒜長生寶典	木下繁太郎著	160元
㉖居家自我健康檢查	石川恭三著	160元
㉗永恒的健康人生	李秀鈴譯	200元
㉘大豆卵磷脂長生寶典	劉雪卿譯	150元

㉙芳香療法	梁艾琳譯	160元
㉚醋長生寶典	柯素娥譯	180元
㉛從星座透視健康	席拉・吉蒂斯著	180元
㉜愉悅自在保健學	野本二士夫著	160元
㉝裸睡健康法	丸山淳士等著	160元
㉞糖尿病預防與治療	藤田順豐著	180元
㉟維他命長生寶典	菅原明子著	180元
㊱維他命C新效果	鐘文訓編	150元
㊲手、腳病理按摩	堤芳朗著	160元
㊳AIDS瞭解與預防	彼得塔歇爾著	180元
㊴甲殼質殼聚糖健康法	沈永嘉譯	160元
㊵神經痛預防與治療	木下眞男著	160元
㊶室內身體鍛鍊法	陳炳崑編著	160元
㊷吃出健康藥膳	劉大器編著	180元
㊸自我指壓術	蘇燕謀編著	160元
㊹紅蘿蔔汁斷食療法	李玉瓊編著	150元
㊺洗心術健康秘法	竺翠萍編譯	170元
㊻枇杷葉健康療法	柯素娥編譯	180元
㊼抗衰血癒	楊啟宏著	180元
㊽與癌搏鬥記	逸見政孝著	180元
㊾冬蟲夏草長生寶典	高橋義博著	170元
㊿痔瘡・大腸疾病先端療法	宮島伸宜著	180元
51膠布治癒頑固慢性病	加瀨建造著	180元
52芝麻神奇健康法	小林貞作著	170元
53香煙能防止癡呆？	高田明和著	180元
54穀菜食治癌療法	佐藤成志著	180元
55貼藥健康法	松原英多著	180元
56克服癌症調和道呼吸法	帶津良一著	180元
57Ｂ型肝炎預防與治療	野村喜重郎著	180元
58青春永駐養生導引術	早島正雄著	180元
59改變呼吸法創造健康	原久子著	180元
60荷爾蒙平衡養生秘訣	出村博著	180元
61水美肌健康法	井戶勝富著	170元
62認識食物掌握健康	廖梅珠編著	170元
63痛風劇痛消除法	鈴木吉彥著	180元
64酸莖菌驚人療效	上田明彥著	180元
65大豆卵磷脂治現代病	神津健一著	200元
66時辰療法──危險時刻凌晨4時	呂建強等著	180元
67自然治癒力提升法	帶津良一著	180元
68巧妙的氣保健法	藤平墨子著	180元
69治癒Ｃ型肝炎	熊田博光著	180元

⑳肝臟病預防與治療	劉名揚編著	180元
㉑腰痛平衡療法	荒井政信著	180元
㉒根治多汗症、狐臭	稻葉益巳著	220元
㉓40歲以後的骨質疏鬆症	沈永嘉譯	180元
㉔認識中藥	松下一成著	180元
㉕認識氣的科學	佐佐木茂美著	180元
㉖我戰勝了癌症	安田伸著	180元
㉗斑點是身心的危險信號	中野進著	180元
㉘艾波拉病毒大震撼	玉川重德著	180元
㉙重新還我黑髮	桑名隆一郎著	180元
㉚身體節律與健康	林博史著	180元
㉛生薑治萬病	石原結實著	180元

・實用女性學講座・電腦編號 19

①解讀女性內心世界	島田一男著	150元
②塑造成熟的女性	島田一男著	150元
③女性整體裝扮學	黃靜香編著	180元
④女性應對禮儀	黃靜香編著	180元
⑤女性婚前必修	小野十傳著	200元
⑥徹底瞭解女人	田口二州著	180元
⑦拆穿女性謊言88招	島田一男著	200元
⑧解讀女人心	島田一男著	200元

・校 園 系 列・電腦編號 20

①讀書集中術	多湖輝著	150元
②應考的訣竅	多湖輝著	150元
③輕鬆讀書贏得聯考	多湖輝著	150元
④讀書記憶秘訣	多湖輝著	150元
⑤視力恢復！超速讀術	江錦雲譯	180元
⑥讀書36計	黃柏松編著	180元
⑦驚人的速讀術	鐘文訓編著	170元
⑧學生課業輔導良方	多湖輝著	180元
⑨超速讀超記憶法	廖松濤編著	180元
⑩速算解題技巧	宋釗宜編著	200元
⑪看圖學英文	陳炳崑編著	200元

・實用心理學講座・電腦編號 21

①拆穿欺騙伎倆	多湖輝著	140元

國家圖書館出版品預行編目資料

身體節律與健康/；林博史著；陳蒼杰譯
——初版，——臺北市，大展，民86
面；　公分，——（健康天地；80）
譯自：頭のリズム・體のリズム
ISBN 957-557-752-3（平裝）
1.健康法
411.1　　86010199

原書名：頭のリズム・體のリズム
原著作者：林博史 ©Hiroshi Hayashi 1995
原出版者：株式會社 ごま書房
版權仲介：宏儒企業有限公司

身體節律與健康　ISBN 957-557-752-3

原著者/ 林　博　史
編譯者/ 陳　蒼　杰
發行人/ 蔡　森　明
出版者/ 大展出版社有限公司
社　址/ 台北市北投區（石牌）致遠一路2段12巷1號
電　話/（02）8236031・8236033
傳　真/（02）8272069
郵政劃撥/ 0166955-1
登記證/ 局版臺業字第2171號
承印者/ 高星企業有限公司
裝　訂/ 日新裝訂所
排版者/ 弘益電腦排版有限公司
電　話/（02）7403609・7112792
初版1刷/ 1997年（民86年） 9月

定　價/ 180元

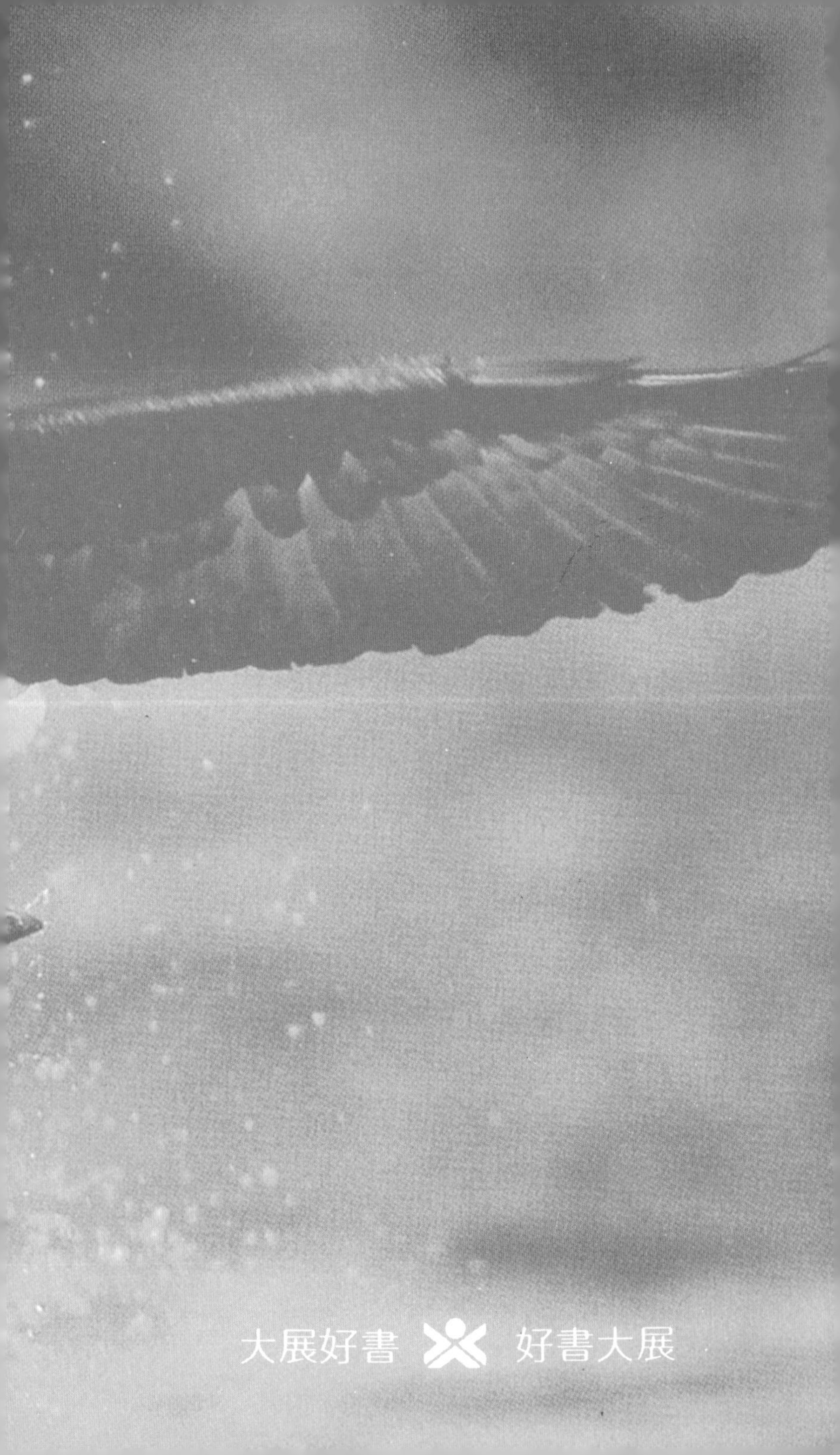
大展好書 好書大展

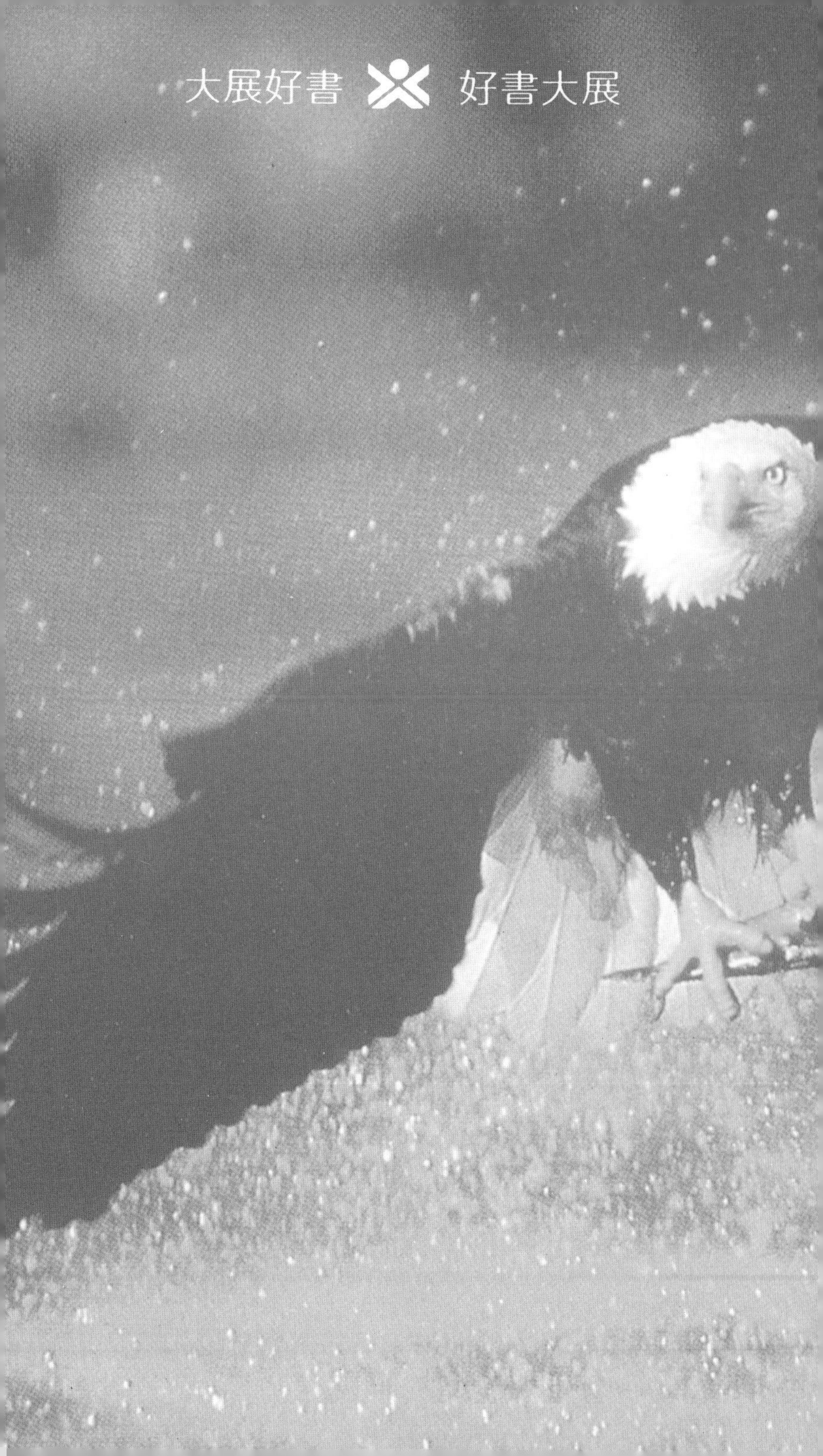
大展好書 好書大展